CUIDADOS A ENFERMOS DE ALZHEIMER

1

PRÓLOGO

Habitualmente, la prestación de cuidados a enfermos de Alzheimer no es una función que la gente elija. Este tipo de cuidados es un trabajo que no se puede evitar y que no siempre se puede delega y llega a resultar difícil, tanto física como emocionalmente.

Los prestadores de cuidados a enfermos de Alzheimer merecen reconocimiento y apoyo por el papel vital que desempeñan en la vida de las personas afectadas. Es esencial que estén informados sobre las herramientas (productos y servicios para cuidados en la casa) que podrían facilitar su trabajo y también deben saber qué sistemas paliativos y de apoyo existen para ocuparse de su bienestar y de su propia salud.

Este libro pretende ser un manual de procedimiento que oriente sobre esta tarea y proporcione unas herramientas básicas para hacerla más efectiva.

ÍNDICE

TEMA 1

LA VEJEZ

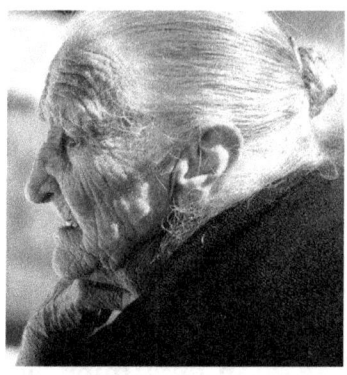

La Vejez es la última etapa de la vida de los seres vivos antes que se produzca el fallecimiento y es una inevitable consecuencia del paso del tiempo. Desde que llegamos al mundo, cada día que pasa, de alguna manera podría decirse que envejecemos, el tema es que en esos momentos se habla de crecimiento, maduración, en tanto, llegará un momento en ese desarrollo y crecimiento que la curva comenzará a inclinarse hacia abajo y seguirá un estadio de declinación y de desgaste psicofísico natural, que no solamente dejará sus huellas en lo físico sino también en lo psíquico, obviamente esta situación variará de acuerdo a las experiencias de vida y a las formas de ser de cada uno.

Los adultos reducen su actividad y comienzan los problemas de salud asociados a la edad Como consecuencia de los avances fenomenales que ha habido en el campo de la salud, la vejez, se ha extendido considerablemente en todo el mundo, es decir, la esperanza de vida se ha alargado muchísimo, para este sector de la población. Si bien este período se caracteriza por la finalización de la actividad laboral que se venía llevando a cabo, o la reducción de la misma, es una realidad que también hay muchos adultos mayores que siguen trabajando y desempeñándose como siempre.

Ahora bien, lo normal es que en esta etapa de la vida los problemas de salud crecen y los gastos en la misma aumentan como consecuencia. Tampoco podemos soslayar que esta etapa, y como veremos más adelante, ha sido concebida de diversas maneras a lo largo de la historia y por supuesto también con diferencias de una cultura a otra. La enfermedad desempeñará un papel relativamente importante en esta etapa, ya que es común que aparezcan los deterioros físicos, en algunos casos serán complejos, en otros menos, pero siempre habrá algún que otro achaque que molesta. La osteoporosis, el Alzheimer, la artrosis, la diabetes y las cataratas son algunas de las afecciones más típicas de este tiempo.

La desvalorización de los adultos mayores se enfrenta a la valoración que de ellos había en la antigüedad Lamentablemente, en la actualidad, a las personas mayores, los viejos, como se les dice popularmente, no se los considera y valora como debería ser. Hay excepciones por supuesto pero una gran mayoría de la gente suele alejarse de sus parientes que se encuentran en la vejez porque se aburren, porque están enfermos, entre otras razones que llevan a ese alejamiento. Por supuesto que esta actitud familiar tiene un impacto absolutamente negativo en el adulto mayor que se sentirá discriminado y muy solo.

Algo totalmente diferente ocurría en las antiguas civilizaciones, ya que en ellas la vejez era honrada y reconocida como una etapa plena de sabiduría. En la Antigua Roma, el Pater familias era el varón más antiguo de la familia, el abuelo, bisabuelo, quien detentaba importantes poderes, siendo algo así como un rey dentro de la estructura familiar.

La sociedad consumista y productivista en la que vivimos tampoco predica con el ejemplo y en muchas ocasiones no se le atribuye a los abuelos el real valor que tienen y el aporte que le han dado a la comunidad oportunamente durante su juventud y se los considera como una carga.

Una de las contingencias más notables que se dan en esta etapa es que la persona sabe, siente, que está más cerca de la muerte y entonces este hecho genera que se desencadenen en su interior una serie de sensaciones y de experiencias con las cuales es difícil lidiar sino se haya bien plantado en la vida y con la contención familiar correspondiente.

¿Qué factores influyen en la idea de la vejez?
- ✓ Factores cronológicos
- ✓ .Factores biológicos.
- ✓ Factores económicos.
- ✓ Factores socioculturales.

- ✓ Factores políticos.
- ✓ Factores ideológicos.
- ✓ Factores psicológicos.
- ✓ Factores médicos.
- ✓ Factores antropológicos.
- ✓ Factores éticos.

¿Qué se entiende por geriatría y gerontología?

Se entiende por Geriatría aquella parte de la Medicina que estudia los aspectos clínicos, preventivos, terapéuticos y sociales del anciano en situación de salud o enfermedad.

La geriatría es la especialidad médica, relativamente nueva, dedicada al cuidado de la salud de las personas adultas mayores, porque la vejez requiere de un cuidado especial ya que el cuerpo envejecido es diferente aun estando en buenas condiciones. Éste se comporta diferente ante la enfermedad porque sus reservas se gastan, es más frágil y susceptible de desequilibrios, por lo que se requieren habilidades especiales para reconocer bien y a tiempo un mal que lo aqueje.

La medicina geriátrica realmente comienza a utilizarse en Inglaterra por la Dra. Marjorie Warren en 1935, en un asilo para ancianos pobres y en muy mal estado de salud. Ella se dio a la tarea de aplicar un enérgico abordaje diagnóstico, rehabilitatorio y curativo, logrando con ello que mejoraran los asilados, al grado de que muchos pudieron regresar a su casa. Con ello se demostró la importancia de una evaluación y rehabilitación global del enfermo de edad avanzada.

Para la geriatría es importante tener esta visión global o bio-psico-social de la salud. Las interacciones entre lo físico, lo mental y lo social son mucho más perceptibles, e intervienen unas con otras con mayor impacto por la fragilidad en el equilibrio orgánico de las personas adultas mayores. No se gana mucho luchando contra los males físicos y psicológicos, si no hay un apoyo social que justifique la batalla y posteriormente mantenga los resultados obtenidos. De poco sirve curar un órgano y descuidar el ánimo. La geriatría enfoca su actividad en la calidad de vida, procura siempre la independencia y la participación social de la persona adulta mayor.

A su vez, la gerontología estudia el proceso de envejecimiento en toda su universalidad como es lo biológico, psicológico y lo socioeconómico. Esta ciencia estudia los retos que plantea la vejez, porque contempla los aspectos positivos (la acumulación de conocimientos, experiencias y profundidad intelectual) y los negativos (debilitamiento físico, sensación de inutilidad) tratando de prolongar los primeros y suavizar los últimos. Abarca desde investigaciones de biología molecular hasta estudios sociales, económicos o sobre las consecuencias de la jubilación.

Ambas disciplinas son complementarias e inseparables y tienen como objetivo común el bienestar de la persona adulta mayor.

Los geriatras son los especialistas en cuidar la salud de las personas adultas mayores, de una manera integral. Para ser geriatra el médico tiene que perfeccionar sus conocimientos, especialmente en farmacología, psiquiatría, además en tanatología6 y problemas específicos como las caídas, la incontinencia y la demencia, buscando siempre conducir al paciente hacia una mejor calidad de vida. Además, el geriatra se adentra en la gerontología que lo ayuda a atender más humanamente a la persona adulta mayor.

Este especialista está capacitado para analizar y dirigir el cuidado integral de la salud de la persona adulta mayor y podrá coordinar a otros especialistas médicos que tengan que ver con el tratamiento de una misma persona. Además, sabe reconocer con oportunidad los problemas y contratiempos de las enfermedades y los medicamentos.

También tiene como responsabilidad crear una nueva cultura del envejecimiento. Va a practicar la gerontoprofilaxis, que consiste en evaluar a la persona, reconocer su estado general y las pérdidas funcionales que se estén presentando, así como los riesgos que puedan surgir después por la presencia de una enfermedad; todo esto con la finalidad de planear junto con la persona y su familia un buen envejecimiento.

"En años recientes, el cuidado geriátrico se ha enfocado hacia la evaluación global, la prevención de discapacidades y la protección de la independencia. El objetivo es identificar tempranamente factores de riesgo o señales oportunas de deterioro antes de que éste ocurra o sea irreversible".

Vale la pena resaltar que es muy importante la comunicación entre el médico y el paciente sobre las esperanzas que, tanto la persona adulta mayor como su familia, tienen del tratamiento. Es necesario saber qué habilidades del individuo han disminuido o desaparecido, cómo afecta esto la vida de las personas y qué se podría hacer para restaurarlas o darles alternativas. Además, es muy recomendable tratar los aspectos que en ocasiones se consideran como no médicos y que, para la persona adulta mayor son importantes, ya sea preocupaciones familiares, económicas o laborales; dado que esto también puede afectar a la salud.

Los gerontólogos pueden tener un origen profesional distinto: medicina, enfermería, antropología, psicología, bioquímica, odontología, trabajo social, entre otras, quienes se especializan para analizar el envejecimiento tomando en cuenta los cambios anatómicos, fisiológicos, bioquímicos en los seres humanos, producidos por el tiempo, así como las consecuencias derivadas de la vejez que afectan la situación económica, médica, social, ambiental, sanitaria, política, etcétera, de este sector de la población. El gerontólogo va a buscar alternativas que mejoren la calidad de vida de la persona adulta mayor, a partir de tomar en consideración todos los aspectos anteriores.

¿Qué supone envejecer?
El envejecimiento acarrea cambios en todas las áreas de la persona y conlleva una disminución funcional generalizada así como una disminución en la capacidad de adaptación del organismo a través del tiempo. Esto sucede en las personas de distinta manera y a distintas edades. El aumento de la esperanza de vida también puede propiciar que el organismo se deteriore por diversas enfermedades que se van presentando, por eso es por lo que la salud es una de las necesidades mayores de la población adulta. Entre todos los elementos necesarios para lograr una mejor calidad de vida, están los principios básicos de prevención y auto cuidado de la salud que intervienen sobre las causas que pueden perjudicar al organismo de las personas mayores y que deben ser tenidos en cuenta por los profesionales que tienen que ver con los ancianos

¿Qué componentes se toman para medir la salud de un/a anciano/a?
- ➤ El componente físico.
- ➤ El componente psíquico.
- ➤ El componente funcional.
- ➤ El consumo de fármacos.
- ➤ El soporte social.
- ➤ La autovaloración.
- ➤ La ausencia del dolor.
- ➤ La situación económica.

TEMA 2

LAS DEMENCIAS

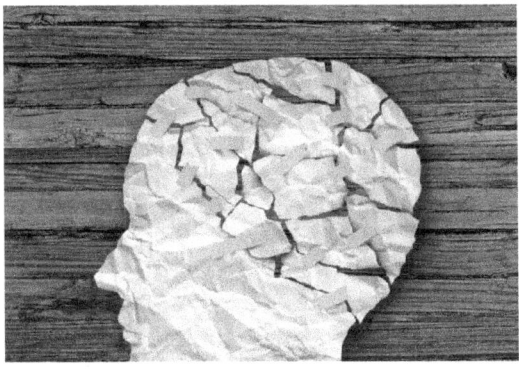

La demencia no es una enfermedad específica. Es un término general que describe una amplia gama de síntomas asociados con el deterioro de la memoria y otras habilidades del pensamiento, que llegan a reducir la capacidad de una persona de realizar sus actividades diarias. La enfermedad de Alzheimer es responsable de un 60 a 80 por ciento de los casos. La demencia vascular, que ocurre después de un accidente cerebrovascular, es el segundo tipo de demencia más común. Pero existen muchas otras afecciones que pueden causar síntomas de demencia, incluidas algunas que son irreversibles, como problemas de tiroides y deficiencias vitamínicas.

Sus síntomas

Si bien los síntomas de demencia varían mucho, al menos dos de las siguientes funciones mentales básicas deben verse significativamente afectadas para que se consideren demencia:
- Memoria
- Comunicación y lenguaje
- Capacidad de concentrarse y prestar atención
- Razonamiento y juicio
- Percepción visual

Las personas con demencia pueden tener problemas con la memoria a corto plazo, como saber dónde se encuentra la cartera o billetera, pagar las cuentas, planificar y preparar comidas, recordar citas o viajar fuera de su vecindario. Muchas demencias son progresivas, lo que significa que los síntomas comienzan lentamente y empeoran de forma gradual.

Clasificación
- Tratables
- No tratables
- Reversibles
- Irreversibles
- Primarias
- Secundarias
- Degenerativas
- No degenerativas

Principales tipos de demencias
✓ Enfermedad de Alzheimer
✓ Demencia vascular
✓ Enfermedad de Pick
✓ Enfermedad de Parkinson

Sus causas

La demencia es causada por daños a las células del cerebro. Este daño interfiere con la capacidad de las células cerebrales de comunicarse entre ellas. Cuando las células del cerebro no pueden comunicarse normalmente, el pensamiento, el comportamiento y los sentimientos se ven afectados.

El cerebro tiene muchas regiones distintas y cada una es responsable de distintas funciones (por ejemplo, la memoria, el juicio y el movimiento). Cuando se dañan las células de una región en particular, esa región no puede desempeñar esas funciones normalmente.

Distintos tipos de demencia se asocian con tipos específicos de células del cerebro en ciertas regiones del cerebro. Por ejemplo, en la enfermedad de Alzheimer, los niveles elevados de ciertas proteínas dentro y fuera de las células cerebrales dificultan que las células cerebrales se mantengan sanas y se comuniquen entre sí. La región del cerebro llamada hipocampo es el centro del aprendizaje y la memoria en el cerebro, y las células del cerebro en esta región con frecuencia son las primeras en sufrir daños.

Es por eso que la pérdida de memoria es uno de los síntomas más tempranos del Alzheimer. Si bien la mayoría de los cambios en el cerebro que causan demencia son permanentes y empeoran con el tiempo, los problemas relacionados con el pensamiento y la memoria causados por las siguientes afecciones pueden mejorar cuando se trata o aborda la afección:

- Depresión
- Efectos secundarios de medicamentos
- Abuso de alcohol
- Problemas tiroideos
- Deficiencias vitamínicas

Su diagnóstico

No existe una prueba única que determine si una persona tiene demencia. Los médicos que diagnostican el Alzheimer y otros tipos de demencia se basan en antecedentes médicos, un examen físico, pruebas de laboratorio y los cambios característicos en el pensamiento, las funciones cotidianas y el comportamiento asociado con cada tipo. Los médicos pueden determinar que una persona tiene demencia con un alto nivel de certeza. Pero es más difícil determinar el tipo exacto de demencia porque los síntomas y los cambios en el cerebro de diferentes demencias pueden superponerse. En algunos casos, un médico puede diagnosticar "demencia" y no especificar el tipo. Si esto ocurre, puede ser necesario ver a un especialista, como un neurólogo o un geropsicólogo.

Causas que descompensan el curso clínico de la demencia

- ✓ Infecciones respiratorias.
- ✓ Infecciones urinarias.
- ✓ Estreñimiento e impactación fecal
- ✓ Dolor (fracturas, abdomen agudo, glaucoma,.....)
- ✓ Deshidratación.
- ✓ Fármacos (incorporación de nuevos fármacos, interacciones, cambio de dosis, privación...)
- ✓ Descompensación de una patología previa.
- ✓ Cambio de las rutinas
- ✓ Estado confusional agudo o delirium

Tratamiento y cuidados

El tratamiento de la demencia depende de su causa. En el caso de las demencias más progresivas, incluida la enfermedad de Alzheimer, no existe una cura ni un tratamiento que ralentice o detenga su avance. Pero existen tratamientos farmacológicos que pueden mejorar los síntomas temporalmente. Los mismos medicamentos usados para tratar el Alzheimer se encuentran entre los fármacos que a veces se recetan para mejorar los síntomas de otros tipos de demencia. Los tratamientos sin medicamentos también pueden aliviar algunos síntomas de la demencia.

Factores de riesgo y prevención

Algunos factores de riesgo para la demencia, como la edad y la genética, no se pueden cambiar. Pero los investigadores siguen explorando el impacto de otros factores de riesgo en la salud del cerebro y la prevención de la demencia. Algunas de las áreas más activas de investigación en reducción de riesgos y prevención incluyen factores cardiovasculares, aptitud física y dieta.

> **Factores de riesgo cardiovascular.** El cerebro es alimentado por una de las redes de vasos sanguíneos más grandes del cuerpo. Cualquier cosa que dañe a los vasos sanguíneos en cualquier lugar del cuerpo puede dañar a los vasos sanguíneos en su cerebro, privando a las células del cerebro del alimento y el oxígeno que necesitan para vivir.
>
> Los cambios en los vasos sanguíneos del cerebro están relacionados con la demencia vascular. Con frecuencia están presentes junto con los cambios causados por otros tipos de demencia, incluida la enfermedad de Alzheimer y la demencia con cuerpos de Lewy. Estos cambios pueden interactuar y causar un deterioro más rápido o agravar la discapacidad.
>
> También se puede proteger el cerebro con algunas de las estrategias que protegen el corazón: no fumar e intentar mantener la presión arterial, el colesterol y el azúcar en sangre dentro de los límites permitidos, y mantener un peso saludable.

> **Ejercicio físico.** El ejercicio físico regular puede ayudar a bajar el riesgo de algunos tipos de demencia. Existen pruebas que sugieren que es posible que el ejercicio beneficie a las células del cerebro al aumentar el flujo de sangre y oxígeno al cerebro.

> **Dieta**. Lo que se come puede causar el mayor impacto en el salud cerebral a través del efecto que causa en la salud cardíaca. Las mejores evidencias actuales sugieren que los patrones de alimentación saludables para el corazón, como la dieta mediterránea, también pueden ayudar a proteger el cerebro. Una dieta mediterránea incluye relativamente poca carne roja y hace hincapié en los cereales integrales, las frutas, los vegetales, el pescado, los mariscos y los frutos secos, el aceite de oliva y otras grasas saludables.

¿Qué es la cognición?

Son procesos mentales complejos que tienen lugar entre el estímulo y la respuesta que requiere que tanto los órganos de la percepción como el propio encéfalo estén sanos.

¿Cuáles son las modificaciones cognitivas en un proceso demencial?

- ✓ Disminución del peso del encéfalo.
- ✓ Descenso del número de neuronas.
- ✓ Deterioro de dendritas.
- ✓ Engrosamiento y aumento del número de dendritas en las neuronas sanas.
- ✓ Lentificación del Sistema Nervioso Central.
- ✓ Respuesta conductual más lenta.

Síntomas patológicos del envejecimiento

- Pérdida de memoria que alcanzan en extensión y gravedad (no es una expectativa normal del envejecimiento).
- El inicio evidente de dificultades en el aprendizaje o la resolución de problemas.
- Un descenso en la duración de la atención.
- Agnosia, que es la incapacidad para reconocer objetos o símbolo no verbales. Signos de que la evocación o percepción visual espacial no está operando de forma correcta en el cerebro.
- Anomia, que es la incapacidad para nombrar algo común de forma correcta.
- Afasia: tiene diversas formas, por ejemplo la incapacidad para expresarse o usar palabras intencionadas. Tanto la anomia como la afasia pueden interferir con la comunicación verbal.
- Los trastornos primarios; la ansiedad, el delirio, la depresión y la demencia, pueden aparecer también en el anciano mostrando un cuadro de pluripatología.

Síntomas conductuales de las demencias

- ✓ Actividad física
- ✓ Chillidos.
- ✓ Inquietud.
- ✓ Deambulación errática.
- ✓ Conductas culturalmente inapropiadas.

Síntomas psicológicos

- ✓ Ansiedad

✓ Depresión.
✓ Alucinaciones
✓ Ideas delirantes.

Consecuencias
✓ Se deteriora la capacidad para comunicarse.
✓ El individuo se vuelve dependiente de los demás a la hora de realizar incluso las tareas más simples de la vida cotidiana.

Rasgos comunes a todas las demencias
✓ Pérdida progresiva de la capacidad intelectual.
✓ Dificultades para recordar, tomar decisiones.
✓ Dificultad para desarrollar razonamientos complejos.
✓ Dificultad para realizar tareas de la vida diaria.
✓ Dificultad para retener nueva información o adquirir nuevos destrezas:

¿Qué es la ansiedad?
Es la sensación de temor, inquietud o sufrimiento sin una causa reconocible.

Tipos de ansiedad:
- **Ansiedad de rasgo**: ansiedad en un individuo como una característica relativamente estable que persiste con el tiempo independientemente de la situación.
- **Ansiedad de estado**: ansiedad transitoria que se sufre con respecto a una asignación específica.

Consideraciones geriátricas
✓ Las personas ancianas manifiestan ansiedad de forma similar a como lo hacen las personas jóvenes.
✓ Mostraron ansiedad si han vivido con ella a lo largo de sus vidas.
✓ Los estados de ansiedad pueden ser difíciles de identificar en los ancianos.
✓ Las expectativas de la sociedad han tendido a normalizar los problemas del envejecimiento: la persona anciana puede asumir que las sensaciones molestas tiene que ver con el hecho de envejecer.

Repercusiones biológicas de la ansiedad
✓ Interfiere con la función cognitiva; estrecha la percepción.

✓ Un sujeto que padece ansiedad es menos capaz de centrarse en los estímulos ambientales, no capta la información necesaria para su funcionamiento apropiado.

✓ Acorta la duración de la atención e interfiere con el pensamiento, la lógica y la resolución de problemas, cuando la ansiedad persiste o aumenta, estrecha la atención del individuo, consume energía y erosiona el funcionamiento mental.

¿Qué es la alucinación?

Es la percepción sin objeto o estímulo que justifique tal percepción, es decir puedo ver delante un tigre sin haber ningún estímulo que me provoque esa percepción visual.

Repercusiones de las alucinaciones

✓ Distorsionan la capacidad de los pactos demenciados para comprender el mundo exterior.

✓ Incapacidad para realizar actividades de la vida cotidiana.

✓ Inciden negativamente en su relación con los cuidadores.

Tipos de alucinaciones

➢ **Alucinaciones visuales:** 30% Presencia de personas en el domicilio del paciente *"Síndrome del huésped fantasma"* 17%. Errores de identificación del propio yo del paciente (no reconoce su reflejo en el espejo) 4%. Errores de identificación de los acontecimientos en televisión (cree que tales acontecimientos se producen en un estado real) 6%.

➢ **Alucinaciones auditivas:** sus posibles causas son: errores de percepción visual, agnosia visual (dificultad para reconocer caras y objetos), problemas de agudezas visual (pérdida de sensibilidad para percibir contrastes de frecuencias bajas)

¿Cómo prevenirlas?

✓ Optimizar la iluminación ambiental y subordinar los contrastes visuales.

✓ Educar a los cuidadores sobre defectos de percepción visual.

✓ Evaluar en cada paciente las funciones de percepción visual.

¿Qué es el delirio?

Es un estado agudo de defunción cerebral orgánica que es potencialmente reversible, pero que puede evolucionar a una disfunción mental crónica si no se trata. Está causada por una gran variedad de trastornos. Un individuo que exhibe una ansiedad aguda es incapaz de centrarse, mantener la atención o pensar con lógica. Es una alteración de la conciencia.

Tipos principales de ideas delirantes en el Alzheimer

- Alguien les roba las cosas, en realidad es que el paciente no recuerda donde las dejó.
- El domicilio no es el propio (error en identificar). En realidad que el paciente no reconoce o recuerda su domicilio. Es causa de abandono del hogar; deambulación errática.
- El cónyuge es un impostor (error de identificación) provoca ira o violencia.
- Abandono: conciencia de haberse convertido en carga, idea de abandono.
- Infidelidad.

¿Cuándo se diagnostica la depresión?

- Cuando existe un ánimo depresivo constantemente y una pérdida de la capacidad de disfrutar.
- Cuando hay expresión de frases autodepresivas y deseos de muerte manifiestos.
- Cuando existe una historia familiar o persona de depresiones anterior al comienzo de la demencia.

Manifestaciones de la depresión en el anciano

- Creen no tener control.
- Descenso de la motivación para responder a un estímulo o para actuar sobre sí mismos.
- Una disminución de la función cognitiva y signo de depresión.
- Este patrón de conducta es desamparo aprendido.
- Puede llevar al abandono o a la hostilidad.
- Actuar de un modo cada vez más desvalido.

Principios básicos a tener en cuenta

- Intentar siempre medidas no farmacológicas como primer paso.
- Iniciar el tratamiento farmacológico cuando sea estrictamente necesario.
- Combinar la utilización de los fármacos con la terapia no farmacológica
- Utilizar aquellos fármacos más adecuados por su capacidad terapéutica.

- Comenzar siempre con dosis bajas e incrementarlas paulatinamente.
- Evaluar y advertir del momento de interrupción del tratamiento.

Las demencias en la vejez

La demencia no es sinónimo de envejecimiento, ni siquiera de vejez. En un mundo tan estresado como el nuestro, pequeños olvidos son normales a medida que envejecemos, pero generalmente no son tan frecuentes como para interferir en nuestras vidas. Además, una pérdida severa de memoria no debe considerarse jamás una característica normal del envejecimiento. No son, por tanto, una consecuencia natural del envejecimiento sino que están causadas por enfermedades específicas e identificadas Es importante realizar un diagnóstico para identificar las enfermedades que tienen tratamiento específico y es preciso también realizar una valoración adecuada de las enfermedades incurables hasta la fecha.

TEMA 3

LA ENFERMEDAD DE ALZHEIMER

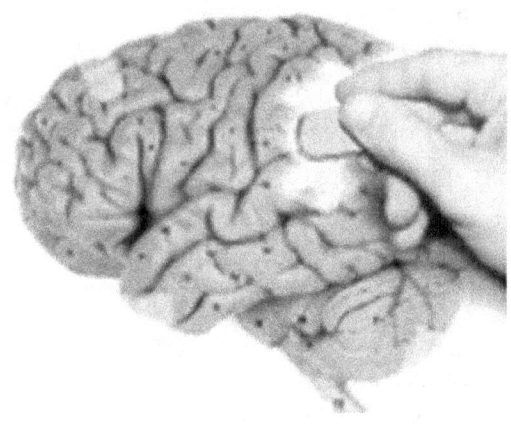

La enfermedad Alzheimer es la forma de demencia más común. Llamada a menudo "epidemia silenciosa", afecta a más de cuatro millones de personas en el mundo y conlleva la pérdida de habilidad intelectual lo suficientemente severa para interferir con las funciones sociales u ocupacionales por lo menos por seis meses.

El síntoma más común es pérdida de la memoria corta, u olvidarse de lo que sucedió minutos o días antes. Otros síntomas que podrían presentarse son: falta de juicio, dificultad con el lenguaje, y un cambio en la personalidad. Puesto que la memoria de corta duración es la primera en perderse, mientras que la memoria de larga duración persiste, la persona podría ser repetitiva en hacer preguntas, o contar historias y puede aparentar que vive en el pasado.

Generalmente la enfermedad Alzheimer afecta a personas mayores, pero también puede atacar durante la edad mediana. Las víctimas sufren la pérdida lenta de su habilidad para recordar y pérdida de su habilidad intelectual. A medida que la enfermedad avanza, se produce incapacidad física.

La enfermedad fue descrita inicialmente en 1906 por Alois Alzheimer, un neurólogo Alemán cuyo paciente de edad mediana contrajo problemas a la memoria, luego demencia, y murió a los 51 años. Muchos factores sobre la enfermedad continúan siendo un misterio hoy día. En la actualidad no hay causa ni cura conocida.

Senilidad es el término menos preferido para demencia, puesto que implica que la confusión en una persona anciana es parte normal de la vejez.

El Alzheimer es una dolencia degenerativa de las células cerebrales (neuronas) de carácter progresivo y de origen desconocido. Es una de las formas de demencia más extendida y conocida. Provoca un deterioro de la calidad de vida del paciente y de su entorno familiar y conlleva grandes dificultades de convivencia. La demencia es un término general que engloba varias manifestaciones entre las que se incluye una pérdida gradual de la memoria, de problemas de juicio, de desorientación, dificultad para aprender, pérdidas de habilidades con el habla y en la capacidad de realizar las tareas rutinarias. Las personas con esta enfermedad también presentan cambios en su personalidad y problemas del comportamiento.

La Organización Mundial de la Salud definió la enfermedad de Alzheimer como una dolencia degenerativa cerebral primaria de causa desconocida que presenta rasgos neuropatológicos y neuroquímicos característicos.

Algunos hechos sobre la enfermedad
- ✓ Es una causa frecuente de deficiencia cerebral (demencia) irreversible, la que es responsable por más del 60 por ciento de todos los casos de demencia.
- ✓ Generalmente pero no siempre, es la enfermedad que ataca a personas mayores. De las personas afectadas por la enfermedad el 10 por ciento son mayores de 65 años y 45 por ciento mayores de 85.
- ✓ Sus síntomas varían de un paciente a otro y de un día a otro en el mismo paciente.
- ✓ Progresa lentamente, con un promedio de ocho años de declarada la enfermedad, hasta la muerte del paciente. El tiempo puede fluctuar entre dos a 20 años, dependiendo de la edad y otros factores de salud del individuo.
- ✓ No es una locura.
- ✓ No es contagiosa.
- ✓ No es un endurecimiento de las arterias. La enfermedad asociada con arteriosclerosis es trombosis. La trombosis es la segunda causa más común de deficiencia al cerebro.
- ✓ No es una resistencia y rebeldía voluntarias por parte de la persona afectada. Las víctimas de esta enfermedad son a veces

injustamente acusadas de actuar deliberadamente cuando se comportan de modo fastidioso.

✓ No es una parte normal de la vejez.

¿Cuál es su causa?

La causa es multifactorial. Se produce una degeneración progresiva de neuronas que se traduce en cambios neuroquímicos en la concentración y efecto de los neurotransmisores cerebrales. Uno de los más afectados, la acetilcolina, parece el más implicado en los procesos de almacenar nueva información (memoria). Los tratamientos actuales "específicos" existentes se basan en esta hipótesis, y aumentan el "tono" colinérgico cerebral mediante la inhibición de la acetilcolinesterasa.

Base genética: alrededor de un 25% de los casos tienen antecedentes familiares, habiendo un patrón autosómico dominante en un 5-10% de los casos. En este tipo de herencia tan sólo es necesario la presencia de la mutación en una de las dos copias de material genético, bien sea de origen paterno o materno, para que se manifieste la enfermedad. En este caso el 50% de los hijos de un portador de la enfermedad llevarán la mutación en su genoma (conjunto de genes) y padecerán la enfermedad mientras la otra mitad de la descendencia será sana.

Parece claro que la edad juega un papel importante en la génesis de la enfermedad, hasta el punto que se considera que el 50% de los mayores de 85 años padecen la enfermedad. Un elevado índice de colesterol y la hipertensión arterial se han asociado a un mayor riesgo de padecer la enfermedad. La incidencia de pacientes afectados por esta enfermedad va aumentando con la edad. La padecen entre el 5 y el 7% de las personas mayores de 65 años. Con el progresivo envejecimiento de la población, las cifras en un futuro pueden ser alarmantes.

¿Cuáles son sus síntomas?

La enfermedad se presenta de forma lenta y progresiva y se observa los siguientes síntomas:

➢ Disminución de la memoria reciente: los primeros síntomas consisten en olvidos y en dificultad para retener nueva información y suelen ser percibidos por el entorno del paciente, sus familiares y compañeros de trabajo antes que por él mismo. De hecho, es típico que los pacientes sean llevados a la consulta por sus familiares con la queja de "pérdida de memoria". (Si es el propio enfermo el que refiere los síntomas habrá que pensar que pueda tratarse de una depresión). En ocasiones, para salir de la duda, puede estar indicado administrar fármacos antidepresivos, que mejorarán los síntomas si se trata de un síndrome depresivo.

➢ Cambios en el comportamiento: hay alteraciones en el comportamiento y en la personalidad del enfermo, con frecuencia irritación y cambios de humor. Puede llegar a aislarse del entorno familiar.

➢ Problemas para encontrar las palabras precisas: aunque continúe razonando y comunicándose bien con los demás, sus frases son más cortas y mezcla ideas que no tienen relación entre sí.

➢ Otros: dificultad en la ejecución de gestos espontáneos y movimientos corporales, confusión en realizar las tareas ordinarias, alteraciones del sueño, desorientación temporo-espacial. Es normal olvidarse del día de la semana o a dónde va, pero las personas con la enfermedad se pueden perder en su propia calle y no saber cómo llegó hasta allí. Abandono del cuidado personal. Pérdida de iniciativa. Se puede convertir en una persona totalmente pasiva, delante de la televisión durante horas, durmiendo mucho más de lo normal y no queriendo realizar ninguna actividad en general.

Cómo se hace un diagnóstico

El personal facultativo hará un examen médico completo y una evaluación del estado mental y psicológico de la persona. El doctor/a identificará las condiciones que son tratables (reversible), como depresión o la reacción entre diferentes medicamentos que podría ser causa de la pérdida de memoria.

El doctor o doctora trabajará con la persona y la familia para determinar si se ha producido una pérdida gradual, progresiva de las funciones intelectuales que ha persistido por seis o más meses. También se debe determinar la historia social del paciente. Se pueden efectuar varios tipos de pruebas y exámenes como CAT escáner o un examen detallado por un neurólogo. El examen neurológico dará al facultativo información sobre el cerebro, el cordón raquídeo, nervios y músculos. Generalmente se efectúa un examen del estado general para determinar la extensión de deficiencia de las habilidades intelectuales y de la memoria de la persona.

Si no se encuentra otra causa para la demencia, la enfermedad Alzheimer es la más probable explicación. Este proceso de eliminación es la única manera de identificar la enfermedad Alzheimer antes que se produzca la muerte. Es 80-90 por ciento acertado. Un examen microscópico al cerebro después de la muerte es el único método para confirmar el diagnóstico de la enfermedad Alzheimer. Durante las primeras fases de la enfermedad la persona puede parecer normal al facultativo. Es de suma importancia que los parientes del paciente informen al doctor o doctora lo que ellos han observado que les indica que algo anda mal. Una conversación con el personal facultativo ayudará a la familia (y, lo más posible, a la persona) a comprender los resultados de la evaluación y las implicaciones para planes futuros.

Salud general

El objetivo de toda la atención es de proveer seguridad a la persona, y mantener sus funciones intelectuales y físicas en un alto nivel de desempeño por el mayor tiempo posible. Ejercicios adecuados, y una dieta nutritiva y bien equilibrada ayudarán a mantener a la persona en un buen estado general de salud.

Cuidado y apoyo

Las personas con Alzheimer necesitan comprensión y apoyo para ayudarles a lidiar con sus frustraciones y emociones. Particularmente en las fases iniciales de la enfermedad, muchas personas se dan cuenta de que ya no recuerdan o ya no efectúan quehaceres que antes hacían. Por lo tanto, pueden sentirse frustradas, irascibles, o temerosas y necesitan seguridad de aquellos que tienen cerca. A veces el método más eficaz para lidiar con problemas de comportamiento es modificar el medio ambiente de la persona, o cambiar la reacción de la persona que le cuida. A menudo no se puede cambiar el comportamiento de la persona, pero sí se puede cambiar el propio.

Recomendaciones para cuidado directo

Puesto que las habilidades de la persona para aprender y cambiar están limitadas, aquellos a su alrededor deben adaptarse y tener expectaciones realistas. La persona confusa se sentirá más a gusto en un ambiente con el cual está familiarizada. Constancia de actitud y en la rutina diaria servirá de ayuda.

Los quehaceres pueden ser simplificados si le resulta difícil hacer decisiones. Una atmósfera calma y ordenada disminuye la agitación.

La repetición y recursos para mantener activa la memoria del paciente, ayuda a prolongar su autosuficiencia. Es importante comprender los cambios de humor de la persona puesto que el razonamiento no funciona. Persuasión pasiva y comunicación no verbal pueden ayudar. Es importante pasar tiempo agradable en compañía del paciente, haciendo recuerdos, brindándole seguridad y alabándole cuando es adecuado. Promueva la alegría y risa y mantenga un buen sentido del humor. Todos se beneficiarán. Por sobre todo, trate a la persona como adulto.

Diagnóstico

Los medicamentos empleados hasta este momento han demostrado su beneficio en estadios leves (moderados de la enfermedad), por lo que es muy importante un diagnóstico precoz. No existe ninguna prueba específica para diagnosticar la enfermedad, pero con las diferentes pruebas se llega a una exactitud diagnóstica del 90%.

Se debe realizar:
- ✓ Historial médico: estado mental y físico, medicaciones recibidas, salud familiar, etc.
- ✓ Evaluación mental: orientación en tiempo y espacio, capacidad de recordar y de realizar sencillas operaciones matemáticas.
- ✓ Exploración neurológica que descarte otras causas de demencia. Pruebas de neuroimágen (tomografía o resonancia magnética)
- ✓ Pruebas de laboratorio, que pueden orientar a otras causas de demencia.
- ✓ Evaluación psiquiátrica

Entender el diagnóstico

El diagnóstico de Alzheimer puede estar dentro de estas categorías:
- Alzheimer probable: el médico ha descartado el resto de los desórdenes que pueden producir demencia y llega a la conclusión que los síntomas que padece sean probablemente debidos a la enfermedad de Alzheimer.
- Alzheimer posible: que la enfermedad de Alzheimer es probablemente la causa primaria de la demencia pero que otra dolencia puede afectar la progresión de síntomas.

Se deberá realizar una serie de preguntas al médico para que de información sobre:
- Qué significa el diagnóstico.

- Qué pruebas adicionales son necesarias para confirmar el diagnóstico.
- Qué cuidado será necesario y qué tratamiento está disponible.
- Qué más se puede hacer para aliviar los síntomas.
- Si hay ensayos clínicos o nuevas investigaciones en marcha.

Medicamentos

No existen medicamentos para curar, pero hay ahora varios disponibles que podrían aminorar los síntomas tales como la confusión, insomnio, agitación, y depresión. Algunos medicamentos podrían mejorar las funciones diarias de ciertos individuos. Tales medicamentos no detienen el progreso de la enfermedad, pero podrían mejorar la vida de ambos, la persona afectada y la del proveedor de cuidado. No hay manera de predecir si un enfermo de Alzheimer se beneficiará por el uso de un medicamento. Muchos de estos medicamentos tienen efectos secundarios. Es importante tener una amplia conversación con el médico de la persona acerca de las diferentes alternativas de tratamiento, y controlar cuidadosamente a la persona que está recibiendo el tratamiento para evaluar ambos, los beneficios y complicaciones.

Tratamientos sintomáticos y conductuales

Según transcurre la enfermedad se presentan trastornos de la conducta y del ánimo que provocan alteraciones en la calidad de vida del enfermo y de la persona o personas que le cuidan. La agitación psicomotriz, la inversión del ritmo sueño (vigilia), la depresión y las alucinaciones se pueden tratar con psicofármacos.

Los trastornos de la conducta como agresividad, inestabilidad emocional, agitación, alucinaciones e insomnio se pueden tratar con neurolépticos, que deben ser vigilados por el especialista. Cuando domina la ansiedad se pueden utilizar benzodiazepinas Hay que tener en cuenta las posibles enfermedades que se asocien como una neumonía o úlcera de estómago, ya que cualquier trastorno y su tratamiento pueden afectar la capacidad intelectual de la persona.

Tratamiento no farmacológico

Debe ser un complemento del tratamiento farmacológico. Son los siguientes:
- ➢ Psicoestimulación cognitiva.
- ➢ Talleres de memoria, expresión oral y reconocimiento.
- ➢ Talleres de psicoexpresión con musicoterapia, ritmo y coordinación.

- Juegos de activación física y esquema corporal
- Talleres ocupacionales para mantener las habilidades conservadas y la integración social.

Psicoterapia

Destinada a la integración de la familia en el proceso de la enfermedad mediante grupos de apoyo y tertulias de información. Se pretende reducir el estrés del cuidador, evitar la depresión, aumentar la satisfacción ante la vida y la aceptación de la realidad.

La rehabilitación

El Programa de rehabilitación para los pacientes de Alzheimer deberá depender de los síntomas y de la progresión de la enfermedad. Aunque las habilidades perdidas difícilmente serán recuperadas, hay que tener en cuenta una serie de consideraciones:

- ✓ El ejercicio físico y la actividad social son muy importantes, al igual que un adecuado mantenimiento de nutrición y estado de salud general.
- ✓ Hay que planear actividades diarias.
- ✓ Como se pierde la capacidad de realizar determinadas tareas, hay que acoger nuevas actividades en función de la capacidad del paciente.
- ✓ Hay que mantener las actividades familiares.
- ✓ Hay que permitir que la persona enferma termine todas las actividades que pueda por sí misma.

La evolución de la enfermedad

Después de una fase leve y que dura unos tres o cuatro años, el enfermo entra en la fase de intensidad moderada que va a durar lo mismo por término medio. Los cambios cognitivos se hacen mucho más evidentes e incapacitantes. Es muy habitual que el enfermo deje de ser consciente de sus propios fallos de memoria, aspecto que al mantenerse en la primera fase podía resultar doloroso pero ayudaba en el trato con el enfermo y facilitaba su atención. Los fallos de memoria se hacen muy notables para toda la información reciente. El enfermo puede seguir recordando bien datos del pasado e incluso es muy llamativo que traiga constantemente esos recuerdos a cualquier conversación.

En el lenguaje, la anomia (desorden neuropsicológico) es mucho más manifiesta y aparecen ya otros datos claramente disfásicos como trastornos del lenguaje (parafasias). El enfermo utiliza unas palabras por otras, mezcla fonemas o sílabas e incluso inventa palabras. La comunicación puede hacerse extremadamente difícil especialmente por la presentación de fallos graves en la comprensión. Los familiares y cuidadores deben entender bien la naturaleza de este trastorno que hace enormemente complicada la comunicación y el manejo del enfermo. La desorientación se hace tan evidente que el enfermo se pierde en lugares muy familiares e incluso dentro de la propia casa. Ya no sabe el día, el mes o el año en curso y, más aún, pierde la noción del tiempo. Los fallos se hacen muy llamativos en tareas tan sencillas como usar los cubiertos, los utensilios de aseo o el vestirse. Pierde totalmente la capacidad de resolución de problemas y resulta muy difícil razonar con él ya que tiene muy alterado su pensamiento abstracto y su habilidad para crear conceptos o entender bromas o dobles sentidos. Aparecerán también fallos en el reconocimiento de objetos y personas.

El enfermo puede incluso dejar de reconocerse a sí mismo y ponerse a hablar con su imagen reflejada en el espejo. Ésta es la fase en que se presentan los trastornos conductuales y psicológicos que más incapacitan al paciente y más sobrecarga producen en el cuidador. Aparecen las ideas delirantes de robo, de persecución, de celos. Si el enfermo no recuerda dónde guarda las cosas, puede elaborar la idea delirante de que alguien le está robando. No es raro que ese alguien a quien se acusa sea el propio cuidador, con la consiguiente sobrecarga y fuente de sufrimiento. Pueden aparecer los falsos reconocimientos ("Tú no eres mi hija", "tú eres una impostora, te pareces mucho a mi mujer pero no eres ella").

El no reconocimiento del entorno puede llevar al paciente a demandar constantemente que le lleven a su casa puesto que ya no la ve como la suya. Se comprende bien la enorme sobrecarga que las ideas delirantes de celos o infidelidad pueden inducir en el cónyuge sano. Entre las alucinaciones predominan las visuales. Pueden ser poco angustiantes (el enfermo ve a su madre y habla con ella) o muy estresantes y originar irritación o agresividad (se ven personas o animales que amenazan).

La agitación se define como una conducta inadecuada, inexplicable para las condiciones del enfermo pero que habitualmente expresa incomodidad por su parte. Tiene distintas formas de manifestarse que varían mucho en intensidad, desde las conductas no agresivas verbales (chillar, quejarse, interrumpir, repetir frases o sonidos) o físicas (inquietud, manierismos, esconder cosas, vestirse de manera inadecuada) hasta las conductas agresivas (insultar, maldecir, agarrar, empujar, golpear). Los trastornos del ritmo vigilia-sueño y el insomnio pueden ser una fuente de gran sobrecarga para el cuidador en esta fase.

En esta fase moderada se ha perdido la capacidad para llevar a cabo actividades instrumentales de la vida diaria y comienzan los primeros problemas con el vestido, desde las primeras dificultades para elegir la ropa adecuada hasta la imposibilidad de ponérsela sin ayuda. Hay dificultad en la realización y secuenciación de los actos motores del vestir y problemas en el reconocimiento de las prendas o la propia imagen corporal. Algunos enfermos presentan ya incontinencia urinaria en los últimos estadios de esta etapa.

En la última fase, la fase grave, que se inicia tras seis u ocho años de enfermedad, se conservan únicamente mínimos resquicios de actividad cognitiva. Se pierde totalmente la capacidad de expresarse, quizá puedan mantenerse algunos monosílabos o formas de lenguaje automático (rezos, secuencias, canciones) y la capacidad de comprensión está abolida.

El enfermo ya no utiliza las manos aunque conserva la fuerza en ellas. Se va perdiendo la capacidad para andar. Aparece rigidez muscular, lo que puede dificultar enormemente la administración de cuidados. Se van adoptando posturas en flexión de brazos y piernas que llevarán finalmente a la "postura fetal". Se pierde totalmente la capacidad de mantener el control de los esfínteres anal y vesical. Hay pérdida de apetito y aparece la negativa a comer. El enfermo va quedando "encamado" y aparecerán distintas complicaciones, como las úlceras de decúbito, infecciones urinarias de repetición o neumonías que, en última instancia, serán las causantes de la muerte.

En esta fase grave de la enfermedad todavía pueden presentarse algunos trastornos conductuales de agitación, agresividad verbal o física, insomnio o la ya mencionada negativa a recibir alimentos o cuidados. Puede ocurrir que el enfermo presente instantes de claridad mental y lenguaje coherente que llenan de esperanza al cuidador pero que van y vienen como un rayo.

No todas las personas evolucionan de la misma manera ni hasta los últimos niveles. Hay una "escala de deterioro global" que divide la enfermedad en siete niveles de gravedad.

Veamos el siguiente cuadro

	Estadio 1 (vigilancia parcial)	Estadio 2 (vigilancia las 24h)	Estadio 3 (Ayuda las 24h)	Estadio 4 (dependencia total)
Memoria y concentración	Pequeños despistes y olvidos	Evidente deterioro de la memoria reciente y se empieza a afectar la lejana	Olvida los hechos recientes y lejanos	Olvido total
Capacidad de reconocer	No hay alteración	Dificultad para recordar palabras y nombres. Recuerda poco de lo que ha leído y de personas nuevas	No reconoce a las personas ni a sus propios familiares	No reconoce a las personas ni a sus propios familiares
Orientación	Deficiente, puede perderse en la calle	Deficiente, incluso en su propia casa	Desorientación total	Desorientación total
Situación social	Cambios ligeros en la personalidad	Suelen pasarse horas detrás de sus cuidadores. Tristeza y frecuentes ideas delirantes	Horas inmóviles sin actividad o actitudes repetidas. Grita, llora o ríe sin motivo	Muchos de ellos acaban en estado vegetativo. Están en cama o en silla de ruedas, por ser imposible la deambulación
Comunicación	Apatía, aislamiento cambios bruscos de humor	Lenguaje empobrecido, gestos limitados	No comprenden cuando le hablan la incomunicación es total	Suelen permanecer en mutismo
Manifestaciones físicas	No hay cambios	No hay cambios	Incontinencia completa	Puede haber trastornos deglutorios. Rigideces y contracturas en flexión

El enfermo en el entorno familiar. Impacto psicológico en la familia

La preocupación familiar se inicia al observar que el paciente cambia su comportamiento habitual familiar, social y profesional. Inicialmente, al no considerarlo anormal, pueden provocarse incidentes de relación y el paciente puede deprimirse o irritarse.

Ante la persistencia de estos problemas, la familia sospecha una posible enfermedad (algo que no es fácil de detectar pues los síntomas se pueden camuflar sobre todo si el enfermo vive en un domicilio diferente al del resto de la familia) y propone la consulta médica, cosa a veces fácil de conseguir y otras difícil, **depende de la relación de comunicación** mantenida con el posible enfermo.

Durante esta fase, la familia intenta corregir los errores, pidiéndole que preste más interés en lo que hasta ahora realizaba correctamente, o que se esfuerce en recordar los olvidos. Al comprobar que existe una enfermedad, se crea un **sentimiento de culpabilidad** por no haberle prestado comprensión o ayuda, sino que hemos estado reprendiéndole. Aunque en aquellos momentos se desconocía su enfermedad, este recuerdo perdurará durante y después de la misma.

La familia también sufre un duro golpe con el diagnóstico, tanto si es inesperado o se suponía. Cada persona encaja el golpe y reacciona según su sensibilidad y peculiar forma de ser, al tener que afrontar un futuro incierto en su evolución y duración. Aparecen aquí los sentimientos de preocupación y miedo respecto al futuro. Una vez que se conoce la noticia, la familia puede aceptarla y entenderla, pero después debe afrontarla y eso es más difícil.

De entrada variará para siempre su actividad en conjunto como familia, aparecerá la figura del cuidador principal y cada familiar aportará su colaboración según sus posibilidades personales a la atención del enfermo y ayuda al conjunto familiar.

La familia va sufriendo **impactos continuados** a medida que van disminuyendo las facultades del enfermo, con la aparición de la incontinencia, la invalidez, el encamamiento y cuando se pierde toda relación compartida con el enfermo, excepción hecha del afecto. Cuando el cuidador ya mantiene una rutina en base al estado del enfermo, un cambio en el mismo, origina de nuevo una modificación en todo el día a día. Es una "rutina en constante cambio".

Toda esta crisis va a suponer un aumento de la tensión familiar, y por lo tanto su superación va a caracterizarse por dos aspectos:

- ➢ Redeficinición y reasignación de papeles, obligaciones, expectativas: que un familiar vaya al médico, otro se encargue de sacar al enfermo a pasear...
- ➢ Identificación y movilización de recursos, internos y externos: Elevar nuestra autoestima, alejar los sentimientos de culpa o tristeza, desdramatizar la enfermedad, valorar su aportación, buscar ayuda...

La sociedad frente a la enfermedad de alzheimer

En la actualidad, el Alzheimer no tiene cura, aunque existen tratamientos paliativos capaces de retrasar el avance de la enfermedad. La esperanza de vida media de los afectados asciende a los diez o quince años, durante el transcurso de los cuales va progresivamente perdiendo su independencia, hasta que no puede dar un paso sin la ayuda de otra persona, que debe dedicar a su cuidado las 24 horas del día.

Existen asociaciones de familiares de afectados, que pretenden concienciar a la opinión pública y a los organismos y administraciones públicas y privadas de las necesidades de ayuda del colectivo al que representan; favorecer la investigación, difundir el conocimiento de la enfermedad y servir de grupo de presión para que la administración intervenga activamente en la solución de este problema social.

Recursos sociales

Los trabajadores sociales valorarán el caso y a la familia, y recomendará los recursos adecuados y disponibles en el área geográfica en donde el enfermo habite. En la ayuda a domicilio se proveen **auxiliares de ayuda a domicilio** para el cuidado del enfermo o para la limpieza del hogar.

Los **Centros de Día** en sus diferentes categorías son adecuados para personas mayores, a los cuales pueden ir los enfermos con Alzheimer en fase leve o moderada y sin trastornos de conducta. Éste es uno de los recursos más idóneos, no sólo porque la familia puede compartir con una institución la responsabilidad de los cuidados del enfermo y así descargarse durante unas horas, sino también porque permite realizar un trabajo terapéutico con el enfermo. Un recurso interesante además lo constituyen los talleres de memoria especializados para los estos enfermos que suelen desarrollarse en los mismos centros.

En las residencias públicas pertenecientes a la Comunidad, se contemplan estancias definitivas y estancias temporales de vacaciones, así como por situaciones de emergencia (mínimo quince días y máximo dos meses). En caso de una pareja mayor que viva sola, se contempla tele asistencia para el familiar.

Grupos de apoyo: para muchos familiares, el grupo de ayuda mutua será el único lugar donde van a poder expresar de una manera natural sus sentimientos, sin generar rechazo o incomodidad en los demás.

TEMA 4

MANEJO DEL PACIENTE CON ALZHEIMER

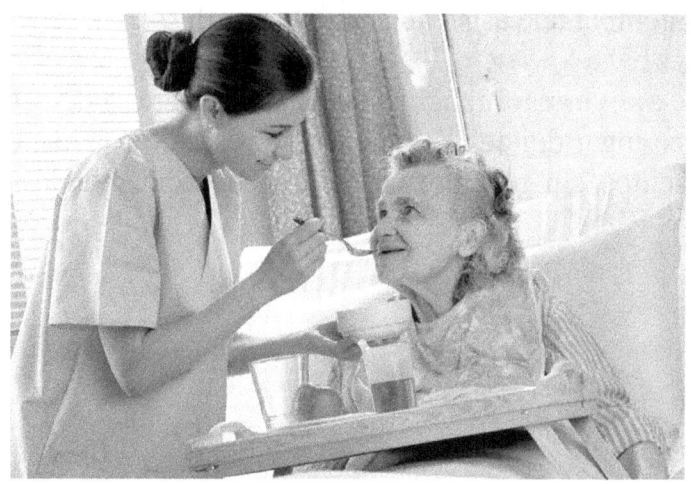

El tratamiento postural
El tratamiento postural de enfermos encamados tiene como finalidad aliviar la presión en una región corporal, impedir contracturas y estimular la circulación sanguínea.

Posiciones que puede adoptar una persona encamada
- Decúbito supino: la persona de apoya en la espalda, con las piernas juntas y extendidas y los brazos pegados al cuerpo y extendidos.
- Decúbito lateral izquierdo y derecho: la persona descansa sobre un costado, derecho o izquierdo, con la espalda recta alineada con la cabeza y ésta apoyada sobre una almohada.
- Decúbito prono o ventral: la persona permanece acostada sobre su abdomen, cabeza ladeada a la izquierda o derecha con los brazos extendidos a lo largo del cuerpo o flexionados y colocados a ambos lados de la cabeza.
- Posición de Fowler: la persona se encuentra semisentada en la cama con la cabecera levantada a 45 grados (ángulo con respecto a los pìes). Las rodillas están flexionadas (colocar una almohada).
- Posición ginecológica: posición decúbito supino, con las piernas separas, flexionadas las rodillas y apoyando las plantas de los pies en la cama. Los brazos se sitúan a lo largo del cuerpo. Esta posición se utiliza para el lavado de los genitales.

- Posición de antitrendelenburg: la persona permanece en decúbito supino en un plano inclinado de 45 grados con respecto al suelo, con la cabeza más elevada que los pies.
- Posición de Trendenburg: la persona está tumbada en decúbito supino en un plano oblicuo de 45 grados respecto del suelo. Los pies de la cama están elevados sobre la cabecera, la cabeza y el tronco están más bajas que sus piernas.
- Posición de Roser o Proetz: la persona permanece en decúbito supino con los hombros situados a nivel del borde superior de la cama, dejando colgada la cabeza. Los brazos se extienden a lo largo del cuerpo. Esta posición es utilizada para el lavado del pelo de la persona encamada.

Frecuencia y posiciones en los cambios posturales

Se harán cada dos o tres horas. Siempre que sea posible, se adoptará la posición de decúbito prono. Si no se puede se alternará con decúbitos laterales y decúbito supino (decúbito lateral izquierdo, decúbito supino, decúbito lateral derecho, decúbito lateral izquierdo...)

Si se puede adoptar la posición de decúbito prono la rotación de los cambios posturales sería: decúbito lateral izquierdo, decúbito supino, decúbito lateral derecho, decúbito prono, decúbito lateral izquierdo, decúbito supino.....

Para adoptar las distintas posiciones se recomienda:

Decúbito supino o dorsal: se pone una almohada debajo de la cintura y otra debajo de los muslos para que el apoyo en la pelvis no sea tan fuerte. Otra almohada en las pantorrillas dejará los talones al aire.

Decúbito lateral derecho e izquierdo: se colocan las almohadas para dejar sin apoyo la cadera, la rodilla y los tobillos. Entre las dos piernas se colocará también una almohada para que no se apoye una en otra.

Decúbito prono: las almohadas se colocan en la cabeza, vientre, muslos y piernas, de esta manera se salvan las rodillas, el dedo gordo del pie y los huesos de la cadera. El pecho quedará libre para respirar cómodamente. En todas las posiciones el pie debe formar un ángulo recto con la pierna.

Posición de sentado: el respaldo del sillón debe estar poco inclinado. Se coloca un pequeño cojín en la región cervical. Bajo los muslos se coloca un cojín para evitar que la persona resbale hacia delante y así evitar el efecto cizalla.

Actividades incorrectas
- ✓ No poner protecciones en pies y talones.
- ✓ Situar un cojín a nivel del hueco poplíteo (parte posterior de la rodilla) lo que dificulta el retorno venoso.
- ✓ Pinzar la sonda vesical.
- ✓ Provocar una hiperflexión cervical, qe le ocasionaría dificultades respiratorias.

Actividades aconsejadas
- ✓ Movilización frecuente para evitar la presión constante en los puntos de apoyo (cambios posturales cada 2-3 horas en personas encamadas)
- ✓ Periodos cortos de encamación.
- ✓ Vigilancia de los puntos de apoyo susceptibles de ulceración.
- ✓ Mantenimiento correcto de la higiene corporal mediante lavado con agua y jabón.
- ✓ Hidratación de la piel aplicando cremas hidratantes mediante masaje circular para estimular la circulación.
- ✓ Utilización de salva camas y pañales en personas incontinentes y cambio frecuente de los mismos.
- ✓ Alimentación adecuada, dieta equilibrada y suficiente ingesta de líquidos.
- ✓ Mantenimiento de la ropa de la cama y personal, limpia y sin arrugas.
- ✓ Colocación de almohadas sobre zonas de riesgo de ulceración.

Movilización de pacientes
- ➤ Movilización de personas dependientes desde la cama a la silla. Si la persona puede colaborar se deberán observar los siguientes puntos:
  - En primer lugar, se ha de colocar siempre la silla de ruedas al lado de la cama, y pos supuesto frenada.
  - A continuación se prepara la silla de ruedas para que la persona esté cómoda. Por ejemplo, se extenderán los reposa pies, se acondicionará la silla con mantas extendidas, cojín, etc.
  - Una vez hecho esto, se retira la ropa que cubre a la persona (mantas, sábanas, colcha, etc). Para ello tenemos que pasar uno de nuestros brazos por debajo de sus hombros, y el otro brazo por debajo de sus rodillas. Con lo cual sujetaremos su peso con el brazo que sujeta sus hombros y giramos la pierna de la persona hacia nosotros.

- Como resultado de esta operación la persona debe quedar sentada al borde de la cama (donde está la silla de ruedas) con las piernas colgando.
- En el caso de que no lleve ropa de abrigo, se le ayudará a colocársela y se le calzará.
- Para levantar a la persona del borde de la cama, ésta debería permitir que la persona tuviese los pies en el suelo. Si así no fuera, le pediremos que enlace las manos y que se sujete a la nuca de nuestro cuello.
- La persona va llevando poco a poco las caderas hacia delante hasta que los pies tocan el suelo, lo más cerca posible de la cama. Finalmente, para ayudarle a erguirse completamente, será suficiente traer la pelvis hacia delante, y, si es necesario, fijar la rodilla de la persona que le ayuda. Es útil fijar con nuestro pie el pie afectado de la persona. Con un pequeño giro sobre los pies la persona puede sentarse sobre la silla que está situada al lado de la cama.
- Para sentarse, la persona inclina la parte superior del tronco hacia delante y flexiona las caderas y rodillas.
- El cuidador/a puede favorecer el movimiento deslizando sus manos desde las caderas hasta las axilas de la persona y trayéndole hacia delante el tronco. Puede igualmente fijar entre sus rodillas la rodilla afectada para evitar que se flexione demasiado deprisa.

Si la persona que cuidamos no tiene movilidad alguna, se observarán los puntos siguientes:
- Se procede a realizar las mismas operaciones que en el caso anterior, o sea, colocaremos la silla de ruedas al lado de la cama, la acondicionaremos, le ayudaremos a sentarse al bode de la cama, le abrigaremos, et.
- Una vez que la persona esté sentada al borde de la cama, dos personas se colocarán una al lado izquierdo y otra al lado derecho, entonces, pasarán ambas sus brazos por debejo de las piernas (a la altura de los muslos) del paciente.
- Hecho esto, los cuidadores que movilizan a la persona han de aferrarse fuertemente por las muñecas, hacer fuerza, levantar a la persona en el aire y sentarla en la silla de ruedas.

➢ Movilización de una persona discapacitada desde la silla a la cama En el caso de que la persona posea cierta movilidad, se seguirán las siguientes pautas:

- Se debe colocar la silla al borde de la cama y frenarla para evitar desplazamientos.
- Los pies se colocan debajo de la silla. La persona discapacitada con las manos juntas y los dedos cruzados se sujeta a la nuca de la persona que lo ayuda y ésta le invita a adelantar el tronco.
- Las rodillas deben mantenerse flexionadas durante las maniobras de enderezamiento, para ello el cuidador/a debe bloquear con sus piernas las rodillas de la persona a la que ayuda y con una mano se trae hacia delante a la cadera.
- Una vez incorporado, daremos media vuelta para que pueda sentarse al borde de la cama. Pasaremos uno de nuestros brazos por debajo de sus hombros y el otro por debajo de sus rodillas, para así mover a la persona y que ésta pueda acostarse.

Si la persona no tiene movilidad alguna, seguiremos las siguientes pautas:
- Para movilizarlo procederemos como en el apartado anterior, esto es, colocaremos la silla al lado de la cama, la frenamos, etc.
- Ambos cuidadores deben situarse a ambos lados de la silla y pasarán uno de sus brazos por debajo de los hombros de la persona, el otro brazo por debajo de las piernas, a la altura de los muslos.
- Ambos cuidadores se aferrarán con fuerza a la altura de sus muñecas, elevarán a la persona hasta la cama, le sentarán primero en ella y a continuación le acostarán, siguiendo el procedimiento visto anteriormente.

Técnicas de movilización de personas con importantes limitaciones de movilidad.
- En primer lugar, y antes de proceder a la movilización, se deben retirar las ropas (sábanas, mantas, etc) que cubren a la persona. Después se flexionan las rodillas e introducimos un o de nuestros brazos por debajo de ellas. El otro brazo ha de introducirse por debajo del hombro de la persona (a la altura de la axila).
- Si la persona conserva cierta movilidad puede ayudar, bien apoyándose en la cama o bien agarrándose a la cabecera y acercándose a ella, o bien agarrándose a cualquier barra de la cama.

- Si lo que queremos es darle la vuelta nos debemos situar en el lado de la cama hacia el cual queremos darle la vuelta. Seguidamente, el brazo de la persona que está cerca de nosotros se coloca estirado y pegado a lo largo del cuerpo. El brazo más lejano a nosotros de la persona debe ser flexionado y colocado sobre su pecho. La pierna que está más lejana a nosotros se coloca encima de la más cercana. A continuación tiramos de la persona y le haremos girar situándole de lado.

Incontinencia urinaria
Se define como la pérdida involuntaria de orina.

¿Cuáles son sus causas?
  ✓ Por infección urinaria. Afecta más a mujeres.
  ✓ Por pérdida del tono muscular del cuello de la vejiga.
  ✓ Por lesiones bajas de la médula espinal.

Tipos de incontinencias:
- **De esfuerzo**: al reír, al estornudar, subir escaleras, coger algún peso, etc. Al realizar estos movimientos se causa presión abdominal que supera el mecanismo de cierre de la vejiga. Es frecuente en mujeres con cuello de vejiga sin tono muscular.
- **De urgencia:** fuerte deseo de orinar e incapacidad de retrasar la micción hasta llegar al retrete.
- **Por rebosamiento:** pérdida de pequeñas cantidades de orina sin tener necesidad de vaciar la vejiga.
- **Incontinencia total**: ausencia total del control de la vejiga, bien por pérdida constante de la orina o por vaciado periódico sin control.

Cuidados a tener en cuenta
- Asegurar el fácil acceso al baño, eliminando obstáculos que pudieran dificultar su desplazamiento.
- Adaptación de los WC e iluminación adecuada.
- Tener siempre al alcance una cuña u orinal, si estuviese encamado.
- Vestidos fáciles de poner y quitar.
- No se debe restringir la ingesta de líquidos, pero sí se distribuirán. Si se orina en la cama, evitar que beba líquidos dos horas antes de acostarse. Y por sistema ir al retrete antes de dormir.
- Mantenerlo siempre limpio y seco.

Cuidados de los pañales

- Revisar con frecuencia los pañales y cambiarlos cuando sea necesario. Recordar que el contacto prolongado de la orina con la piel aumenta el riesgo de infección y favorece la irritación de la piel.
- Limpiar y secar bien la piel cada vez que se cambie el pañal y aplicar crema protectora por toda la zona.
- Comprobar diariamente que no haya enrojecimiento o irritación cutánea en alguna parte de su piel.
- Vigilar el color y olor de la orina por si hubiese infección.

Colectores

Son dispositivos en forma de copa que envuelven el pene y recogen pequeñas cantidades de orina. Útiles para hombres que tengan pérdida de orina. Por el extremo se conecta una bolsa colectora de la misma.

Cuidados del sondaje vesical

- Dos veces al día limpiar la piel alrededor de la sonda con agua y jabón, secándola sin frotar. En las mujeres se separarán los labios mayores y se lavarán de arriba hacia abajo. En varones, descubrir el glande.
- No tirar nunca de la sonda, podría provocar lesiones internas.
- Mantener siempre la sonda y la bolsa colectora por debajo del nivel de la vejiga.
- Vaciar la bolsa antes de que llegue hasta arriba.
- La bolsa nunca debe estar en contacto con el suelo.
- Mantener siempre la bolsa libre de acodamientos y obstrucción. Para ello hay que vigilar: si el nivel de orina ha dejado de aumentar, si el sitio donde se halla la persona está mojado, si la persona está inquieta, incómoda, tiene dolor en el bajo vientre o bien muchas ganas de orinar.
- Colocar las bolsas al lado de la cama, sillas o camillas Nunca en posición invertida o por encima del nivel de la vejiga.
- Fijar el catéter en la cara interna del muslo.

Prevención de complicaciones

- Ingesta de 1,5 litros.
- Vaciado completo de la vejiga cada vez que tengan ganas de orinar.
- Limpieza de la zona perineal de delante hacia atrás.
- Cambio a menudo de pañales.

Signos de alarma de infección
✓ Deseo imperioso de orinar, aún después de haberlo hecho.
✓ Dolor o quemazón antes o durante la micción.
✓ Orina turbia, espesa y maloliente.
✓ Presencia de sangre en la orina.
✓ Excreción ocasional de pus.
✓ Espasmos o dolor en forma de cólico en el vientre.

Incontinencia fecal
Se define como la incapacidad para controlar la expulsión de las heces.

Causas: aumento de la presión intra abdominal (tos, risa) y debilidad de esfínteres.

Cuidados: cambio de pañales frecuente, lavado y secado de la zona y colocación de ropa protectora en la cama (hule, salva camas, suapeles)

Diarreas
Entendemos por diarrea cuando una persona emite, con una frecuencia mayor de lo que es habitual, heces acuosas o sueltas con retortijones, siente flatulencia y aumento de la intensidad y frecuencia de los sonidos intestinales. Se produce una pérdida de líquidos y sales minerales que puede llevar a la deshidratación. Ésta aparece rápidamente en ancianos.

Causas: las causas más frecuentes son alimentación excesiva, efectos adversos de algunos medicamentos (sobre todo antibióticos), excitación emocional excesiva (angustia, temor, nerviosismo, etc) y diversas enfermedades.

Cuidados: forzar la ingesta de líquidos para contrarrestar la pérdida y así evitar la deshidratación. Los líquidos aconsejados son limonada alcalina (se prepara con un litro de agua hervida, el zumo de dos limones, una punta de cuchillo de sal, una punta de cuchillo de bicarbonato y azúcar o sacarina), té frío, caldos desgrasados, agua de arroz. Si tiene problemas para la ingestión de líquidos se puede sustituir por gelatinas y yogures naturales.

No dar alimentos ricos en residuos como vegetales, fruta seca, pan integral, etc. No dar leche, ya que la lactosa que contiene no se digiere y atrae agua, produciendo así más diarrea.

Son alimentos astringentes: arroz blanco, la zanahoria rallada, pescado hervido.

Estreñimiento
Hablamos que una persona tiene estreñimiento cuando manifiesta dificultad para la evacuación o la emisión de heces, y ésta es menos frecuente de lo habitual. También indica una dureza de las heces y una sensación de evacuación incompleta.

Causas: las causas más frecuentes de estreñimiento son: alimentación inadecuada, disminución de la ingesta de líquidos, inmovilidad, supresión brusca del tabaco y el efecto adverso de fármacos antiácidos, diuréticos, compuestos de hierro.

Cuidados: estimular a la persona para que realice ejercicio físico. Forzar la ingesta de líquidos hasta dos litros diarios para aumentar el bolo alimenticio. Dar alimentos ricos en residuos como vegetales crudos, frutas secas, pan integral, etc. No poner enemas ni dar laxantes.

Colocación de cuñas a personas encamadas
La cuña es un objeto que sirve para recoger las deposiciones de las personas encamadas continentes.

Las normas generales para su colocación son:
- Antes de colocarla, se debe observar que está completamente limpìa y desinfectada.
- A continuación procederemos a flexionar las rodillas de tal manera que toda la planta del pie esté en contacto con la cama.
- En esta posición se pide a la persona que levante la pelvis y se coloca la cuña por debajo. Si no puede levantar la pelvis, tendremos que elevar nosotros a la persona o ponerla de lado.
- Para la retirada se procederá a la inversa, esto es, elevar a la persona ligeramente para que deje libre de peso la cuña, para su extracción.
- Hay que ponerse guantes para llevar a cabo estas actividades.

Limpieza y desinfección de cuñas y botellas
- Las cuñas y botellas deben ser individuales para cada persona que las necesite. Deben limpiarse después de su uso con agua y un antiséptico adecuado (generalmente lejía).
- Tras la utilización de estos materiales es aconsejable utilizar guantes, y siempre lavarse las manos al terminar.

Prevención de lesiones a los cuidadores

Problemas musculares, sobre todos las algias pueden prevenirse, ya que, en general, son consecuencia de una incorrecta alineación o de la pérdida de equilibrio en los movimientos corporales, realizados de forma inadecuada.

Nociones sobre alineación corporal y equilibrio

La alineación se define como el resultado de una buena relación entre los diferentes segmentos del cuerpo. Si la alineación es correcta resulta fácil mantener el equilibrio. La sección más importante del cuerpo (pelvis, tórax, cabeza), se apoya en estructuras situadas bajo ella misma, y a menudo son muy pequeñas (huesos del pie, vértebras), por lo que para conservar el equilibrio armonioso de estas estructuras, los músculos y los ligamentos deben ser utilizados de forma adecuada.

Existen tres principios de gravedad que desempeñan un papel importante en nuestro equilibrio corporal:

> **Centro de gravedad:** punto situado en la región de la pelvis a nivel de la segunda vértebra sacra. La situación exacta varía con la estructura corporal.
> **Base de soporte:** permite una base estable que impide que el cuerpo se caiga hacia atrás procurando una estabilidad en movimientos tales como levantar, empujar y tirar.
> **Línea de gravedad:** línea imaginaria que cae sobre el plano frontal del cuerpo. Pasa detrás de la oreja, continúa hacia abajo pasando por detrás del centro de la rodilla y el maléolo. A veces sobrevienen variaciones de tipo individual a causa de la estructura del esqueleto y las curvas de la columna vertebral.

Formas de adquirir una correcta alineación corporal

✓ Comenzar por adoptar una buena base de apoyo.
✓ Colocar los pies paralelos a una distancia de 15-20 centímetros. Si los pies están paralelos, las articulaciones se hallarán alineadas.
✓ Distribuir nuestro peso uniformemente. Esto permite a nuestras articulaciones y a sus estructuras de soporte dividir el peso y compartir por igual el trabajo.
✓ Mantener las rodillas ligeramente flexionadas. Una ligera flexión absorbe los choques y previene los movimientos de traqueteo del cuerpo. Igualmente previene la hiperextensión de rodillas, que causa dolor y bloque la articulación.

✓ Meter las nalgas hacia dentro. Este movimiento previene la posible inclinación hacia atrás y permite una igual distribución de la presión en todos los discos intervertebrales.

✓ Mantener alto el abdomen y meter el vientre hacia dentro. Este movimiento permite soportar los órganos abdominales y disminuir la tensión muscular sobre la espalda.

✓ Elevar la caja torácica. Elevando el pecho se consigue una mejor expansión pulmonar, los hombros descansan y no permanecen rígidos. La espalda abovedada desaparece.

Prevención de alteraciones de la estructura corporal

Con objeto de prevenir alteraciones de la estructura corporal del personal en el acto de movilizar a personas son útiles los siguientes consejos:

✓ Una postura correcta implica siempre mantener el cuerpo en su debida alineación, es decir, que la línea de gravedad caiga en su base de sustentación o realizando cualquier, ya sea estando de pie, sentado, en movimiento o realizando cualquier actividad. Los grandes músculos se fatigan menos que los pequeños.

✓ Mantener la alineación del tronco puede evitar micro traumatismos en las vértebras y musculatura de la columna. Es mejor doblar las piernas que curvar la columna.

✓ Todo el plano corporal debe estar en la misma dirección del movimiento.

✓ Se debe evitar la torsión de la espalda.

✓ El giro debe realizarse desplazando la posición de los pies.

✓ Flexionar las piernas al inclinarse, corregir la posición de la pelvis y levantarse mediante la fuerza de la musculatura de las caderas, piernas y abdomen. Evitar que el tronco soporte un peso excesivo, disminuye el riesgo de traumatismo en la columna.

✓ Se gasta menos energía sosteniendo un objeto cerca de nuestro centro de gravedad, incorporando su peso y evitando que toda la fuerza recaiga en los brazos.

✓ Mantener el plano corporal en dirección al movimiento y ampliar la base de sustentación en dirección al mismo, da más estabilidad.

TEMA 5

LA HIGIENE PERSONAL

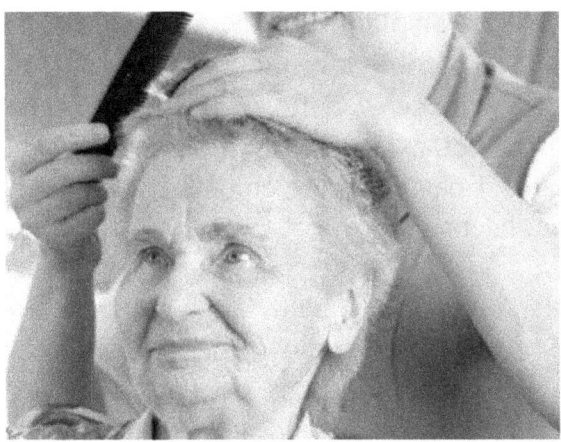

Hay que saber que una buena higiene del enfermo de Alzheimer es importante para encontrarse bien y mantener una buena imagen. También es necesario para prevenir complicaciones físicas (irritaciones, heridas, infecciones, úlceras), psicológicas (alteraciones de la autoestima, trastornos de conducta como agresividad, negación, etc.) y sociales (rechazo, disminución de la participación de actividades y aislamiento social). A estas personas hay que animarlas a mantener la higiene y no perder el hábito diario. En las últimas fases de la enfermedad, será necesario supervisar o ayudar en lo que necesiten. Mantener las capacidades que poseen, haciéndoles sentirse autónomos y seguros.

En este tema vamos a dar una serie de recomendaciones para ayudar a desarrollar esta tarea.

El cuidado de los pies
Para mantener una buena higiene en los pies, es necesario:
- Lavarlos frecuentemente con agua y jabón. Para ello meter los pies en una palangana con agua templada jabonosa y dejarlos sumergidos durante aproximadamente diez minutos.
- Frotar, con una esponja o manopla, sobre todo entre los dedos y alrededor de las uñas.
- Pasado este tiempo, sacarlos y secarlos, teniendo especial cuidado en los espacios interdigitales.
- Poner crema o polvos desodorantes.
- Observar los pies por si existe algún tipo de lesión.

- Utilizar calcetines de lana o algodón preferentemente, evitando los de tejidos sintéticos. El elástico del calcetín que no oprima para que no dificulte la circulación sanguínea.
- Cambiarlos todos los días.
- Se pueden utilizar plantillas que absorban la transpiración. El calzado debe ser cómodo y ancho, que no oprima.
- Cuidado de durezas y callosidades; no cortar con hojilla ni proofundizar demasiado. Usar limas o aparatos que corten la piel en capas finas. Cuidado con los callicidas porque queman. Procure no hacer sangre.

El cuidado de las uñas

Las uñas, tanto de los pies como de las manos, hay que cortarlas frecuentemente y limarlas después de cortarlas. Unas uñas cortas acumulan menos suciedad.

Las uñas de las manos se cortarán en línea recta y se limarán después los picos que queden a los lados para evitar que lesionen el dedo de al lado. Si las uñas de los pies están duras cortarlas tras haber estado los pies sumergidos unos 10-15 minutos en agua templada para ablandarlas.

Cuidados bucales

La boca contiene gran cantidad de microbios, éstos pueden hacerse patógenos y provocar afecciones locales.

Objetivo: evitar afecciones bucales y que los dientes se deterioren.

Técnica:
- El cepillado dentario elimina los restos orgánicos y previene la caries. Hay que lavar y cepillar los dientes después de cada comida y antes de acostarse.
- El cepillo debe ser de cabeza pequeña, con cerdas de dureza intermedia y mango anatómico.
- Los dientes deben cepillarse en sentido vertical, desde la encía hasta la punta de los dientes, primero por su cara anterior y luego por su cara posterior. Las muelas se cepillarán de delante hacia atrás. También se tiene que cepillar la lengua desde atrás hacia delante.
- Utilizar crema o pasta dentífrica que contenga flúor y sin abrasivos.

- En personas en las que no pueda realizarse la higiene bucal, la haremos nosotros, y además del cepillado, debemos limpiar el interior de la boca, el paladar y la lengua con un depresor lingual cubierto con gasa empapada con un antiséptico bucal.
- Si existiera algún problema de dolor o molestia acudir al odontólogo.

Cuidado de las orejas y oídos

Para mantener una buena higiene de esta parte del cuerpo es necesaria:
- Lavar a diario para evitar acumulación de cerumen. El conducto auditivo externo se lava con agua templada y jabón.
- Secado posterior, sobre todo del pliegue retroauricular.
- Si se forman tapones de cerumen, acudir al médico.
- No introducir en los oídos objetos punzantes, bastoncillos ni agua fría.

Cuidado de los cabellos

Objetivo: mantener la higiene de esta parte del cuerpo que está en contacto con polvo, sudor, etc. Evitar la aparición de parásitos. Proporcionar comodidad a la persona.

Técnica:
- Mantener una longitud adecuada que permita el lavado periódico (al menos una vez por semana)
- Enjabonado del cabello con un champú suave y adecuado a cada tipo de cabello, aplicando un ligero masaje.
- Aclarado con abundante agua templada. Secado del cabello con toalla o con secador a temperatura no muy caliente.
- En caso de parásitos, no es necesario el rasurado del cabello, pero si es aconsejable cortarlo. Hay varios tratamientos eficaces consistentes en empapar la cabeza con productos que van desde los medios más clásicos, tipo alcohol metílico, vinagre, etc., hasta lociones antiparasitarias más modernas. Después de empapar el cabello se cubrirá con gorro durante una hora, posteriormente se pasará un peine espeso y se lavará.

El afeitado

Para tener una buena apariencia, es necesario afeitarse cada día y arreglarse el bigote, patillas y barba con regularidad.

Técnica

- Es necesaria una buena luz. Humedecer la zona a rasurar con agua y enjabonar. A continuación se procede al afeitado o rasurado siguiendo, para evitar las posibles irritaciones, el sentido del crecimiento del vello y con mucho cuidado para evitar los cortes.
- Hay que tener cuidado con las arrugas y pliegues. En caso de herida cohibir pronto la hemorragia y prevenir la infección de la misma.
- Hay que proceder a aclarar con agua y secar la zona rasurada. Terminar con una loción para después del afeitado.

Pliegues corporales

Los pliegues acumulan sudor, lo que favorece el crecimiento bacteriano y la maceración de la piel, por lo que pueden aparecer grietas y escoceduras. Hay que vigilar, por tanto, todos los pliegues del cuerpo: cuello, axilas, ingles, espacios interdigitales, región retroauricular, sub mamario, infla-abdominal y pliegue inter glúteo. Se debe realizar un lavado frecuente de dichas zonas con agua y jabón neutro y, lo que es más importante, secar minuciosamente para evitar el riesgo de la aparición de hongos.

Vestuario de ropa y cama

La función principal del vestido es mantener la temperatura del cuerpo y protegerlo de los agentes externos (frío, sol, calor, lluvia, etc.)

Una persona puede tener mermada su capacidad para realizar tareas tan simples y necesarias en la vida diaria como pueden ser el vestirse o desnudarse. Las causas pueden ser múltiples: pérdida de movimientos en cualquiera de los miembros superiores o inferiores, alteraciones por cualquier tipo de afección reumática severa, problemas de coordinación, pérdida de sensibilidad, etc.

En general, para facilitar esta tarea hay que tener en cuenta los siguientes puntos:

- La ropa debe permitir libertad y amplitud de movimientos.
- Evitar ropa difícil de poner y quitar.
- Prescindir de prendas ajustadas, cuellos y puños estrechos y cerrados, géneros poco elásticos, etc. Son más fáciles de poner las prendas abiertas.
- Los zapatos deben ser cómodos y con suela antideslizante.

Vestido de la parte superior

El vestido de la parte superior se puede realizar tanto en posición de sentado como de pie. Como norma, para colocar las prendas superiores, se comenzará por introducir el miembro más afectado, se tirará de la prenda por detrás de la cabeza o alrededor de la cintura, finalmente introducir el brazo que queda por la otra manga, hasta su completa colocación.

Para desvestirse, procederemos inversamente al modo utilizado para vestirse, es decir, se comenzará por la manga que corresponda al brazo menos afectado para así permitir mayor facilidad de movimientos.

Vestido de la parte inferior

La colocación de las prendas correspondientes a la parte inferior se realiza, en casi todos los casos, con mayor comodidad en la cama, pues se evita la necesidad de mantener el equilibrio en la posición de pie, o la potencia necesaria para elevar la cadera en la posición de sentado.

Para poner un pantalón, comenzaremos por introducir primero la pierna más afectada, posteriormente introduciremos la otra. A continuación, si la persona puede colaborar, doblará las rodillas, apoyando las plantas de los pies en la cama, y levantará las caderas para poder colocar el pantalón hasta la cintura.

Para desvestirse, procederemos inversamente al método utilizado para poner la prenda.

Cambio de ropa de cama

La cama debe estar siempre limpia y sin arrugas, para proporcionar comodidad, bienestar y facilidad de movimientos.

Material: sábanas bajera y encimera, sábana entremetida (que se pueda colocar transversalmente), manta, colcha, almohada con funda, funda para el colchón (si se ha ensuciado) y bolsa para la ropa sucia.

Técnica en cama desocupada
- ✓ Lavarse las manos antes y después de arreglarla.
- ✓ Llevar todo el material necesario y colocarlo en una silla, al alcance de la mano, colocando por encima lo que se vaya a utilizar en primer lugar.

- ✓ Retirar la colcha y la manta por separado. Si se van a volver a utilizar, se doblarán y se reservan sobre el respaldo de la silla.
- ✓ Retirar las sábanas e introducirlas en la bolsa de la ropa sucia.
- ✓ Cambiar la funda del colchón si está sucia, o estirar la ya existente.
- ✓ Extender la sábana bajera sobre la cama, debe quedar centrada. Remeter primero la cabecera, luego los pies y doblar y doblar las esquinas en ingletes o en forma de mitra.
- ✓ Seguidamente, remeter los laterales. La sábana debe quedar sin pliegues ni arrugas que afecten a la comodidad de la persona y favorezcan la aparición de úlceras por presión.
- ✓ En caso necesario, encima de la sábana bajera se colocará una sábana entremetida o empapadora desde la cintura hasta los muslos (sobre todo en personas encamadas y/o incontinentes)
- ✓ Colocar la sábana encimera y comprobar que el revés esté hacia arriba; entremeter la parte de los pies dejándola floja.
- ✓ Extender la manta sobre la cama, dejando el borde superior a 15-20 centímetros por debajo del colchón y de la sábana encimera.
- ✓ Colocar la colcha sobre la manta, remeter el borde superior a 3 centímetros bajo el extremo de la manta. Estirar hacia los pies.
- ✓ Hacer el embozo de la sábana sobre la manta y la colcha.
- ✓ A los pies de la cama, remeter la sábana encimera, manta y colcha bajo el colchón. Hacer un pliegue mitra modificado.
- ✓ Finalmente colocará la almohada enfundada.
- ✓ Para facilitar la comodidad de la persona, se suele aflojar la sábana encimera y la manta a nivel de los pies, haciendo un pliegue.

Técnica en cama ocupada

Este procedimiento se realiza con la persona acostada dentro de la cama, cuando por su estado no puede levantarse, y, generalmente, tras el aseo diario. Hay que tener en cuenta:
- ✓ Cerrar la puerta. La persona nunca debe ser descubierta totalmente. La persona no debe enfriarse.
- ✓ Preparar el material al alcance de la mano y en el orden en que se va a usar, y lavarse las manos.
- ✓ Soltar la colcha, manta y sábana encimera.
- ✓ Retirar la almohada, colcha y manta por separado.
- ✓ Doblarlas y colocarlas sobre el respaldo de una silla.
- ✓ Mantener a la persona tapada con la sábana encimera para preservar su intimidad.
- ✓ Quitar la almohada.

- ✓ Colocar a la persona en decúbito lateral dándonos la espalda.
- ✓ Soltar y enrollar la sábana bajera hacia el centro de la cama, metiendo los bordes un poco por debajo de la persona.
- ✓ Secar la funda del colchón si está húmeda. Retirarla y colocar una nueva si está manchada.
- ✓ Colocar una sábana bajera limpia. Debe quedar centrada. Enrollarla hacia el centro de la cama y debajo de la persona.
- ✓ Extender bien y remeter la parte inferior, superior y lateral con la técnica de la mitra, ir al otro lado de la cama, girar a la persona hacia el otro lado, de forma que quede sobre la sábana limpia.
- ✓ Retirar la sábana sucia, introducirla en la bolsa y extender la sábana limpia, sin arrugas desde la cabecera a los pies.
- ✓ Realizar el pliegue de la mitra.
- ✓ Colocar a la persona en decúbito supino, extender la sábana encimera desde la cabecera a los pies.
- ✓ Retirar por debajo de ésta la sábana sucia.
- ✓ Colocar la manta, la colcha y hacer el embozo.
- ✓ Colocar la funda de la almohada.
- ✓ Colocar cómoda a la persona.
- ✓ Ordenar la habitación.
- ✓ Retirar la ropa sucia y lavarse las manos.
- ✓ Evaluar el estado de la piel.

Pliegue de mitra

El pliegue de mitra es la forma en que se doblan las esquinas de las sábanas en el hospital. Es un doblez muy resistente que no se suelta aunque la persona se mueva mucho en la cama.

Técnica
- ✓ Extender la sábana centrada sobre el colchón, colgando sobre los costados unos 25 centímetros.
- ✓ Con una mano levantar la cabecera del colchón y con la otra remeter la parte superior de la sábana bajo el colchón.
- ✓ Levantar la sábana que cuelga en el lateral cerca del borde superior de la cama, de manera que se forme un triángulo y la base de este triángulo coincida con el lateral del colchón.
- ✓ La sábana que cuelga del colchón se introduce bajo éste.
- ✓ Con la misma mano sostener la sábana cubriendo el lateral del colchón y con la otra bajar el vértice del triángulo hacia abajo, sobre el lateral y remeterlo debajo del colchón.
- ✓ Hacer lo mismo en la esquina inferior y remeter el resto de la sábana bajo el colchón desde la cabecera a los pies.

✓ La técnica es la misma para las cuatro esquinas de la cama. La sábana debe quedar bien estirada. Para la sábana superior, manta y colcha no se mete el vértice del triángulo ni los laterales por debajo del colchón, de forma que queden más sueltas y se favorezca la movilidad. Esto es lo que se llama pliegue de mitra modificado.

TEMA 6

ALIMENTACIÓN Y NUTRICIÓN

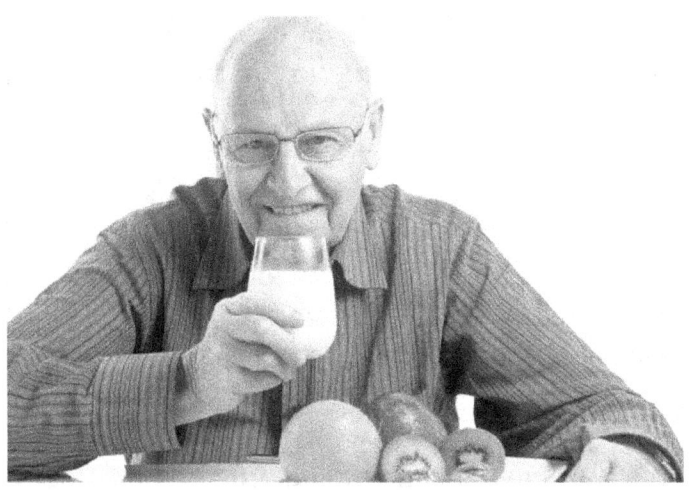

Los alimentos

Seguro que muchas veces se ha preguntado: ¿Qué es realmente un alimento? Los alimentos constituyen una parte esencial de nuestra vida diaria y gracias a una dieta equilibrada es que nos podemos mantener sanos y mejorar nuestra salud. Por ello es importante saber que es un alimento y como es su composición.

Tenga en cuenta lo siguiente: **Lo que comemos es alimento pero…no todo lo que comemos es alimento**

Se consideran como alimentos a aquellas sustancias que al ser ingeridas y absorbidas por el organismo, producen energía, promueven el crecimiento y reparación de los tejidos o regulan los procesos del cuerpo.

Teniendo en cuenta esta definición, la pimienta se utiliza como condimento, pero esta utilización por sí sola, no la califica para ser considerada como alimento. Por otro lado tenemos el té y el café. Estas bebidas tan comunes hoy en día en nuestra sociedad, son clasificadas por muchas personas como alimentos. Sin embargo, la infusión que se obtiene añadiendo agua hirviendo a las hojas del té posee un valor nutritivo apenas poco mayor que el de la propia agua. El té y el café son ambos apreciados debido a su sabor y a su leve efecto estimulante dado por la presencia de la cafeína. Pero no son alimentos ya que no aportan nutrientes. El valor nutritivo de una taza de té o café deriva casi en su totalidad de la leche, el azúcar o el agua que contiene.

Por otra parte el chocolate, sí es un alimento ya que aporta nutrientes al organismo al ser ingerido ya que el chocolate contiene la semilla de cacao triturada y por lo tanto, los nutrientes del grano están presentes.

Es conveniente tener claro lo que es alimentación y lo que es nutrición porque muchas personas confunden estos términos. Se llama alimentación al acto de proporcionar al cuerpo alimentos e ingerirlos. Es un proceso consciente y voluntario, y por lo tanto está en nuestras manos modificarlo. La calidad de la alimentación depende principalmente de factores económicos y culturales.

Se entiende por nutrición el conjunto de procesos fisiológicos por los cuales el organismo recibe, transforma y utiliza las sustancias químicas contenidas en los alimentos. Es un proceso involuntario e inconsciente que depende de procesos corporales como la digestión, la absorción y el transporte de los nutrientes de los alimentos hasta los tejidos.

El estado de salud de una persona depende de la calidad de la nutrición de las células que constituyen sus tejidos. Puesto que es bastante difícil actuar voluntariamente en los procesos de nutrición, si queremos mejorar nuestro estado nutricional sólo podemos hacerlo mejorando nuestros hábitos alimenticios.

Para llevar a cabo todos los procesos que nos permiten estar vivos, el organismo humano necesita un suministro continuo de materiales que debemos ingerir: los nutrientes. El número de nutrientes que el ser humano puede utilizar es limitado. Sólo existen unas pocas sustancias, en comparación con la gran cantidad de compuestos existentes, que nos sirven como combustible o para incorporar a nuestras propias estructuras.

Sin embargo, estos nutrientes no se ingieren directamente, sino que forman parte de los alimentos. Las múltiples combinaciones en que la naturaleza ofrece los diferentes nutrientes nos dan una amplia variedad de alimentos que el ser humano puede consumir.

Se puede hacer una primera distinción entre los componentes de cualquier alimento en base a las cantidades en que están presentes:

los llamados macronutrientes (macro = grande), que son los que ocupan la mayor proporción de los alimentos, y los llamados micronutrientes (micro = pequeño), que sólo están presentes en pequeñísimas proporciones. Los macronutrientes son las famosas proteínas, glúcidos (o hidratos de carbono) y los lípidos (o grasas). También se podría incluir a la fibra y al agua, que están presentes en cantidades considerables en la mayoría de los alimentos, pero como no aportan calorías no suelen considerarse nutrientes.

Entre los micronutrientes se encuentran las vitaminas y los minerales. Son imprescindibles para el mantenimiento de la vida, a pesar de que las cantidades que necesitamos se miden en milésimas, o incluso millonésimas de gramo (elementos traza u oligoelementos).

Otra clasificación es la de los nutrientes en cuanto a la función que realizan en el metabolismo. Un primer grupo lo forman aquellos compuestos que se usan normalmente como combustible celular. Se les llama nutrientes energéticos y prácticamente coinciden con el grupo de los macronutrientes. De ellos se obtiene energía al oxidarlos (quemarlos) en el interior de las células con el oxígeno que transporta la sangre. La mayor parte de los nutrientes que ingerimos se utiliza con estos fines.

Un segundo grupo está formado por los nutrientes que utilizamos para construir y regenerar nuestro propio cuerpo. Son los llamados nutrientes plásticos y pertenecen, la mayor parte, al grupo de las proteínas, aunque también se utilizan pequeñas cantidades de otros tipos de nutrientes.

Un tercer grupo se compone de todos aquellos nutrientes cuya función es facilitar y controlar las funciones bioquímicas que tienen lugar en el interior de los seres vivos. Este grupo está constituido por las vitaminas y los minerales, de los que se dice que tienen funciones de regulación. Por su especial importancia, hay que incluir a las enzimas, que son las encargadas de facilitar y acelerar las reacciones químicas que tienen lugar en los tejidos vivos, ya que sin ellas no sería posible la asimilación de los nutrientes.

Por último, habría que considerar al agua, que actúa como disolvente de otras sustancias, participa en las reacciones químicas más vitales y, además, es el medio de eliminación de los productos de desecho del organismo.

El proceso de la nutrición

Una vez que el alimento ha sido ingerido, va a empezar un azaroso viaje por nuestro cuerpo hasta que los nutrientes que contiene lleguen a su destino final: las células de los tejidos.

La digestión es el proceso mediante el cual los alimentos que ingerimos se descomponen en sus unidades constituyentes hasta conseguir elementos simples que seamos capaces de asimilar.

Digestión en la boca

La digestión empieza en la boca con la masticación y la ensalivación. Al tiempo que el alimento se va troceando, se mezcla con la saliva hasta conseguir que esté en condiciones de pasar al estómago. La saliva contiene una llamada **amilasa salivar** –o ptialina–, que actúa sobre los almidones y comienza a transformarlos en monosacáridos.

La saliva también contiene un agente antimicrobiano –la lisozima–, que destruye parte de las bacterias contenidas en los alimentos y grandes cantidades de moco, que convierten al alimento en una masa moldeable y protegen las paredes del tubo digestivo.

La temperatura, textura y sabor de los alimentos se procesan de tal manera que el sistema nervioso central puede adecuar las secreciones de todos los órganos implicados en la digestión a las características concretas de cada alimento.

No se deben tragar los alimentos hasta que no estén prácticamente reducidos a líquido (masticando las veces que sea necesario cada bocado). Es el único punto que podemos controlar directamente en el proceso digestivo y debemos aprovecharlo, ya que sólo con una buena masticación solucionaremos una gran parte de los problemas digestivos más comunes.

Digestión en el estómago

El paso del alimento al estómago se realiza a través de una válvula –el cardias–, que permite el paso del alimento del **esófago** al estómago, pero no en sentido contrario. Cuando no es posible llevar a cabo la digestión en el estómago adecuadamente se produce el reflejo del vómito y esta válvula se abre vaciando el contenido del estómago.

En el **estómago** sobre los alimentos se vierten grandes cantidades de **jugo gástrico**, que con su fuerte acidez consigue desnaturalizar las proteínas que aún lo estuvieran y matar muchas bacterias. También se segrega pepsina, la enzima que se encargará de partir las proteínas ya desnaturalizadas en cadenas cortas de sus aminoácidos constituyentes.

Los glúcidos se llevan parte de la digestión estomacal, ya que la ptialina deja de actuar en el medio ácido del estómago. Esto supone que según los almidones y azúcares se van mezclando con el ácido clorhídrico del contenido estomacal, su digestión se para hasta que salen del estómago. Pero eso todavía no ha ocurrido y cuanta más proteína hayamos ingerido junto con los almidones, más ácidos serán los jugos gástricos y menos activas estarán las amilasas sobre ellos.

La digestión en el estómago puede durar varias horas y la temperatura pasa de los 40º, por lo que a veces los azúcares y almidones a medio digerir fermentan, dando lugar a los conocidos gases que se expulsan por la boca o pasan al intestino.

Los lípidos pasan prácticamente inalterados por el estómago Al parecer, no hay ninguna enzima de importancia que se ocupe de ellos. Sin embargo, los lípidos tienen la capacidad de ralentizar la digestión de los demás nutrientes, ya que envuelven los pequeños fragmentos de alimento y no permiten el acceso de los jugos gástricos y enzimas a ellos.

La absorción de nutrientes es muy limitada a través de las paredes del estómago, por lo que conviene acortar esta fase de la digestión lo más posible si queremos tener acceso rápido a los nutrientes que contienen los alimentos.

Una vez terminado el trabajo en el estómago (o dejado por imposible), se vierte el contenido del estómago –quimo– al duodeno en pequeñas porciones a través de otra válvula: el píloro. Allí se continuará la digestión de los elementos que no pudieron ser digeridos en el estómago por necesitar un medio menos ácido para su descomposición (grasas y glúcidos).

Digestión intestinal
Nada más entrar el quimo desde el estómago en el **duodeno**, es neutralizado por el vertido de las secreciones alcalinas del **páncreas**, que lo dejan con el grado de acidez necesario para que las diferentes enzimas del **intestino delgado** actúen sobre él. El **jugo pancreático**, además de una elevada concentración de bicarbonato, contiene varias

enzimas digestivas, como una potente amilasa, que acaban de romper los almidones.

También contiene una lipasa, que separa los triglicéridos en ácidos grasos y glicerina y se activa por la presencia de las sales biliares, y otras enzimas que se encargan de fraccionar las proteínas que no habían podido ser digeridas con la pepsina del estómago.

El **hígado** también vierte sus secreciones en el intestino: **la bilis**, que se almacena previamente en la vesícula biliar, desde donde se expulsa al intestino según se va necesitando. La bilis contiene las sales biliares, que son unos potentes detergentes naturales que separan las grasas en pequeñas gotitas para que las enzimas del páncreas puedan actuar sobre ellas.

También tiene otras funciones, como la de servir de vía de excreción de ciertos materiales que no pueden ser expulsados por la orina y deben de eliminarse por las heces. Las sales biliares se descomponen en ácidos biliares que se recuperan al ser absorbidos, ya que vuelven al hígado donde son de nuevo transformados en sales.

Mientras que el alimento va avanzado por el intestino se le añaden otras secreciones del propio intestino, como el **jugo entérico** o jugo intestinal, que contiene diversas enzimas que terminan la tarea de romper las moléculas de todos los nutrientes. Las más importantes son las proteasas, que actúan sobre las proteínas. Al ser las proteínas los nutrientes más complejos, son las que necesitan de una digestión más complicada y laboriosa.

Al mismo tiempo que se siguen descomponiendo todos los nutrientes, los que ya han alcanzado un tamaño adecuado y son de utilidad atraviesan la pared intestinal y pasan a la sangre. La absorción se realiza lentamente, pero el área desplegada del interior de nuestro intestino es de unos 150 m2, y al final sólo quedan los materiales no digeribles, junto con el agua y los minerales que se han segregado en las diferentes fases del proceso digestivo.

Esta mezcla pasa al **intestino grueso**, donde hay una gran cantidad de diversos microorganismos que constituyen la **flora intestinal**. Estos microorganismos, principalmente bacterias, segregan enzimas digestivas muy potentes capaces de atacar a los polisacáridos de la fibra. En este proceso se liberan azúcares, que son fermentados por ciertas bacterias de la flora produciendo pequeñas cantidades de ácidos orgánicos que todavía contienen algo de energía. Estos ácidos, junto con el agua y las sales minerales, son absorbidos dejando el material más seco y convertido en excrementos, que se expulsa donde se puede a través del **ano**.

El resultado de la digestión se puede resumir así:
- ✓ **Glúcidos:** todos los glúcidos digeribles se convierten en glucosa y otros monosacáridos y pasan a la sangre.
- ✓ **Proteínas:** se fraccionan en aminoácidos, que también son absorbidos y pasan a la sangre.
- ✓ **Lípidos:** se separan en sus ácidos grasos y glicerina para atravesar la pared intestinal, aislados o en forma de jabones al combinarse con los jugos pancreáticos e intestinales. Luego son reconstruidos de nuevo al otro lado de la pared intestinal y se combinan con proteínas sintetizadas por el intestino, formando unas lipoproteínas llamadas **quilomicrones**. A través del sistema linfático son llevadas junto al corazón, donde se vierten al torrente sanguíneo para conseguir una máxima dispersión. Algunos lípidos no siguen este ajetreado camino y pasan directamente a los capilares sanguíneos que riegan el intestino.

Transporte hasta los tejidos
Una vez que los nutrientes llegan a la sangre, toman diferentes rutas según el tipo de nutrientes que sean y cuáles sean nuestras necesidades en ese momento. El sistema nervioso central, utilizando un complejo sistema a base de impulsos nerviosos y mensajeros químicos en el torrente sanguíneo –las famosas hormonas–, decide qué se debe hacer con cada uno de los nutrientes.

Entre los posibles destinos están: los diversos tejidos para su utilización inmediata o reserva de uso rápido –glucógeno muscular–, el hígado para su transformación en otros tipos de nutrientes más necesarios, o el tejido adiposo para su acumulación en forma de grasa como reserva energética a largo plazo o aislamiento térmico.

Difusión por los tejidos
Las distintas sustancias que transporta la sangre se reparten por la red de pequeños capilares hasta llegar a cada tejido del cuerpo humano. Pero donde realmente son necesarios es en cada una de las células que componen estos tejidos.

Las células están flotando en un líquido de composición muy parecida al agua del mar y sin contacto directo con los capilares sanguíneos. Tanto los nutrientes como el oxígeno de la sangre tienen que atravesar las finas paredes de los capilares para diluirse en el **líquido intercelular** y quedar así a disposición de las células que los necesiten.

Este paso es también crítico, ya que si las membranas que forman las paredes de capilares están obstruidas por depósitos de grasa o aminoácidos en exceso, la presión sanguínea deberá aumentarse hasta conseguir que los nutrientes pasen y lleguen a las células (hipertensión arterial). Si se alcanza el máximo de presión sanguínea que el organismo tolera y aun así no es suficiente para que los nutrientes atraviesen las paredes de los capilares, se produce una desnutrición de las células a pesar de que la sangre está saturada de alimento.

Absorción celular

Éste es el último paso del proceso y el fin de este viaje. Los nutrientes que flotan en nuestro mar interior son absorbidos por nuestras **células**, pasando a través de las membranas que las recubren, y una vez en el interior son digeridos, transformados y utilizados en función de las necesidades y del tipo de célula de que se trate.

Este proceso también está controlado por el sistema nervioso central, que, a través de diversas sustancias, como la **insulina**, gestiona el uso que las células hacen de estos nutrientes. Una vez en el interior de la célula, y mediante la acción de las enzimas intracelulares, los nutrientes se transforman en las sustancias propias del metabolismo celular. Pero esto ya es otro viaje y queda fuera de nuestros objetivos el recorrerlo.

Los nutrientes, una vez digeridos, aportan:
- ✓ Elementos a partir de los cuales el organismo puede producir energía (calor, movimiento, etc.).
- ✓ Elementos para el crecimiento y la reposición del propio cuerpo.
- ✓ Elementos reguladores de los dos procesos anteriores.

¿Qué función desempeñan los alimentos en nuestra vida?

Dejando de lado el aspecto gratificante de una buena comida, una buena alimentación es uno de los factores más importantes para **mantener nuestra salud.**

El valor energético de los alimentos

El valor energético o valor calórico de un alimento es proporcional a la cantidad de energía que puede proporcionar al quemarse en presencia de oxígeno. Se mide en calorías, que es la cantidad de calor necesario para aumentar en un grado la temperatura de un gramo de agua. Como su valor resulta muy pequeño, en dietética se toma como medida la **kilocaloría** (1 Kcal. = 1.000 calorías). A veces –y erróneamente, por cierto–, a las kilocalorías también se las llama Calorías (con mayúscula).

Cuando oigamos decir que un alimento tiene 100 Calorías, en realidad debemos interpretar que dicho alimento tiene 100 kilocalorías por cada 100 gr. de peso. Las dietas de los humanos adultos contienen entre 1.000 y 5.000 kilocalorías por día.

Cada grupo de nutrientes energéticos –glúcidos, lípidos o proteínas– tiene un valor calórico diferente y más o menos uniforme en cada grupo. Para facilitar los cálculos del valor energético de los alimentos se toman unos valores estándar para cada grupo: un gramo de glúcidos o de proteínas libera al quemarse unas 4 calorías, mientras que un gramo de grasa produce 9. De ahí que los alimentos ricos en grasa tengan un contenido energético mucho mayor que los formados por glúcidos o proteínas. De hecho, toda la energía que acumulamos en el organismo como reserva a largo plazo se almacena en forma de grasas.

Hay que recordar que no todos los alimentos que ingerimos se queman para producir energía, sino que una parte de ellos se usa para reconstruir las estructuras del organismo o facilitar las reacciones químicas necesarias para el mantenimiento de la vida. Las vitaminas y los minerales, así como los oligoelementos, el agua y la fibra se considera que no aportan calorías.

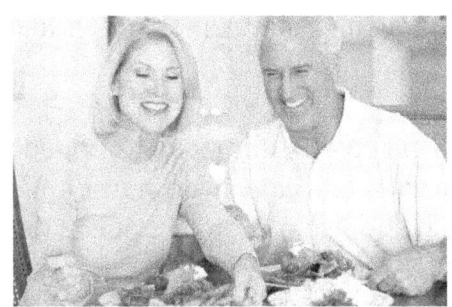

Alimentación en la tercera edad

El envejecimiento es un proceso progresivo natural del ser humano, que cada persona experimenta con diferente intensidad. Es difícil establecer el comienzo de esta etapa de la vida en función exclusiva de la edad, debido a la creciente longevidad que se observa en las sociedades occidentales. En la actualidad, se considera que se podría hablar de vejez cuando se han producido el 60% de las modificaciones fisiológicas atribuibles a la edad.

Existen muchas teorías sobre el envejecimiento, dado que hoy en día se desconocen los mecanismos por los cuales se produce. Estas teorías se agrupan en: teorías evolutivas, teorías moleculares, teorías celulares y teorías sistémicas. La teorías más comentada en la actualidad es la *Teoría sobre el estrés oxidativo*, la cual se fundamenta en la oxidación de los biosistemas del organismo que expuestos a las inclemencias del oxígeno provocan la acumulación de compuestos tóxicos.

Otras teorías se basan en la acumulación de mutaciones o del acortamiento de los telómeros (una parte del ADN de nuestras células).

No obstante, se considera que una persona es anciana a partir de los 65 años, reservando el término de muy anciano para las que superan los 80. El aumento de la longevidad y, consecuentemente, la expectativa de vida se atribuyen a la mejora de los estándares de nivel de vida, a la disminución de la mortalidad infantil y a una mejora de los cuidados médicos. En este último grupo de causas, la nutrición juega un papel muy importante. A su vez, este aumento en la longevidad viene condicionado por la aparición de enfermedades como hipertensión, diabetes, etc. Se estima que el 65% de la población entre 65 y 84 años sufren enfermedades crónicas.

El envejecimiento produce unas modificaciones en el organismo que se caracterizan principalmente por cambios físicos y psicosociales. En concreto, los cambios físicos se producen por el propio deterioro del organismo con el paso de los años y se caracterizan por una pérdida en la sensibilidad de los sentidos, pérdidas dentales que dificultan la masticación, problemas al tragar los alimentos, dificultad al moverse, etc.

Como consecuencia de estos cambios físicos, la alimentación puede verse disminuida y puede desencadenar en un mal estado nutricional y de salud. En casos en los que esta situación se prolongue, puede dar lugar a la aparición de desnutrición y su calidad de vida puede verse comprometida. Por todo ello, mantener una buena alimentación adaptada a cada individuo durante la vejez es de vital importancia.

Además de los cambios físicos, también se enfrentan a cambios psicosociales, en los cuales se enfrentan a cambios en su vida personal y del medio que les rodea. Así las pérdidas familiares, la jubilación y el aislamiento tanto social como en ocasiones familiar son los principales cambios a los que se enfrentan.

El constante aumento en la población de personas mayores de 65 años y los cambios a los que se enfrentan, ha desencadenado una creciente preocupación por un envejecimiento en las mejores condiciones de salud. En cualquier caso, para poder actuar mejor desde un punto de vista nutricional es importante conocer:

✓ ¿Cuáles son los cambios que aparecen con la edad y que afectan a la alimentación?
✓ ¿Cuáles son los requerimientos nutricionales?
✓ ¿Qué ocurre con la salud nutricional de los mayores en la sociedad actual?
✓ ¿Cómo se debe actuar a la hora de establecer una dieta?

Cambios físicos que aparecen con la edad y que afectan a la nutrición

El envejecimiento afecta de forma muy importante y a veces de forma severa a los procesos de la digestión, absorción, utilización y excreción de nutrientes. Por ello, es importante adecuar las estrategias nutricionales y los métodos de preparación de los alimentos a las personas o colectivos de avanzada edad.

Parece claro que aunque el tiempo pasa igual para todo el organismo, no todos los órganos sufren sus efectos de la misma forma. Hay características funcionales y comportamentales como la frecuencia del pulso en reposo o los rasgos de nuestra personalidad que suelen cambiar poco con la edad. Por el contrario, hay funciones fisiológicas que sufren importantes modificaciones, la mayor parte de ellas debidas a las enfermedades y trastornos de la salud que se dan a lo largo de la vida.

Constituyen claros ejemplos de esta última situación las secuelas de un infarto de miocardio (insuficiencia cardiaca) o la demencia posterior a procesos infecciosos agudos, así como la pérdida de movilidad en las extremidades, etc.

Por último hay que tener en cuenta los cambios que sólo obedecen al paso del tiempo y que tienen carácter universal, progresivo e irreversible:

- Aclaramiento renal de la creatinina.
- Cambios en la composición corporal; disminuye la masa magra y aumenta el porcentaje de grasa. Este hecho se ha relacionado con la hipertensión, alteraciones biliares, hiperlipemias (aumento del colesterol y triglicéridos en sangre), etc.
- También disminuye la masa ósea, especialmente en las mujeres en los dos años siguientes a la menopausia, como consecuencia de este fenómeno existe mayor riesgo de osteoporosis en estas edades.
- También se produce una disminución del agua corporal total lo que provoca que las personas de edad avanzada sean más susceptibles a la deshidratación. Esta disminución del agua corporal provoca que algunos procesos se vean afectados como los procesos relacionados con la dilución, como puede ser la administración de medicamentos que se disuelven en agua (hidrosolubles), la administración de diuréticos y a la regulación térmica.

Todos estos cambios, independientemente de su origen, afectan de una forma u otra a la fisiología de la nutrición y/o a la alimentación. A consecuencia de ello aparecen problemas de salud a los que hay que dar solución clínica; por lo que es preciso conocer en mayor detalle los cambios que más afectan al binomio alimentación-nutrición. Veamos algunos

Cambios sensoriales
La disminución de la percepción sensorial forma parte del proceso del envejecimiento afectando a más del 50% de la población mayor de 65 años.

Son muy frecuentes los cambios en el gusto, olfato, oído, etc., debido fundamentalmente a la atrofia de las papilas (proceso que comienza alrededor de los 50 años). Existen múltiples factores presentes en la población anciana que contribuyen directamente a la percepción del gusto y el olfato, ambos sentidos están muy implicados en la ingesta ya que nos dan el sabor y los olores característicos de los alimentos y hacen que los platos sean más apetecibles. Estos factores son:
- La presencia de enfermedades crónicas: sinusitis crónica, enfermedades neurodegenerativas, diabetes, etc.
- La ingesta de múltiples medicamentos.
- La salud bucodental.

Por ello, dada la disminución de las funciones gustativas y olfativas en los ancianos con frecuencia se asocia a un aumento del consumo de alimentos muy salados o dulces para potenciar la sabor de los alimentos, hecho que puede tener consecuencias como el empeoramiento del control de la glucemia (azúcar en sangre) o de la hipertensión arterial ((Rico Hernández, M. A., 2011).

Así hay que prestar especial interés y cuidado al consumo de estos alimentos, y realizar cambios en la alimentación que se adapten a su situación ofreciéndoles alimentos con sabores agradables sin comprometer su salud.

Por ejemplo, en el caso de que la persona padezca diabetes hay que controlar el consumo de azúcar, a pesar de que haya perdido la sensibilidad en el gusto y que quiera tomar dulces o productos de repostería; debe evitar el consumo de estos alimentos. Por otra parte, las personas que padezcan hipertensión, deben prestar especial atención a los productos con mucha sal, como los embutidos o los productos precocinados.

Cambios gastrointestinales
Nos referimos a los cambios que afectan al apetito, a la capacidad de digerir y a absorber nutrientes.

En las personas de edad, la normal **respuesta al apetito** se altera como consecuencia de las variaciones en determinadas hormonas y metabolitos (opiáceos, colecestoquinina). Se sabe que el riesgo de anorexia en este grupo de población es muy alto y la frecuencia con la que aparece también. Esta situación puede llevar a estados de malnutrición más o menos severos que generen o agraven diferentes enfermedades. Es la malnutrición proteico-energética la que se da con mayor frecuencia.

Uno de los grandes problemas de esta población y que afecta directamente al proceso de la digestión es la **pérdida de piezas dentales**. De todos es sabido que la parte de digestión que se lleva a cabo en la boca es muy importante.

En esta fase los alimentos quedan parcialmente digeridos por las secreciones bucales, troceados y triturados para facilitar la digestión. Es necesario mencionar que las secreciones bucales están disminuidas por lo tanto el proceso de triturado y troceado tiene gran importancia. La ausencia de piezas dentales obliga a limitar la trituración bucal con lo que las digestiones se vuelven más difíciles y molestas. Todo esto redunda en que los ancianos, suele elegir unos alimentos y rechazar otros de manera que en este proceso de selección pueden perder capacidad nutritiva.

Se observa una paulatina **disminución de las secreciones digestivas**. Varios estudios han puesto de manifiesto que con la edad, la actividad secretora de las diferentes glándulas implicadas en la digestión, disminuye su función. Esta disminución es consecuencia de una reducción en la cantidad que se segrega y también de una aminoración de su actividad. Se ha comprobado que la actividad enzimática de las glándulas salivales, gástricas, pancreáticas e intestinales disminuye. Parece ser la secreción biliar la menos afectada.

La **mala absorción** de determinados elementos es otro de los caballos de batalla. Los que más sufren, en este sentido, son el calcio y el hierro. Este problema parece deberse a que con la disminución de las secreciones gástricas, en el tubo digestivo se pierde acidez, lo que permite el crecimiento de determinada flora bacteriana que secuestra minerales como el calcio o el hierro, y vitaminas (B12) de forma que no pueden ser absorbidos.

También se ha comprobado que a cierta edad disminuye la motilidad intestinal, la superficie intestinal útil para la absorción y la capacidad de transporte de nutrientes desde el intestino hasta los tejidos. Todo esto eleva mucho el riesgo de trastornos de la salud que se traducen en anemias, diarreas, mala absorción, etc. (Álvarez Guerra, O. M., 2010; Grassi, M., 2011).

El estreñimiento aparece como otro de los graves problemas a los que se enfrenta la población de cierta edad. De hecho afecta a más del 50%. En este problema intervienen varios factores; ya se ha comentado la disminución de la motilidad intestinal probablemente debido a la atrofia de la musculatura propulsora (musculatura que mueve los alimentos en el intestino hacia adelante), la disminución de la mucosidad intestinal (por la disminución de la secreción), a esto se puede sumar la insuficiente cantidad de fibra en la dieta, la falta de ejercicio físico regular y la deshidratación. Todo esto hace que la frecuencia de este cuadro sea muy alta.

Cambios metabólicos

Uno de los cambios metabólicos más significativos es la intolerancia a la glucosa en personas que no han sido diabéticas. Esto se traduce en una alteración en el metabolismo de los hidratos de carbono. Se ha comprobado que los niveles de glucemia en ayunas aumentan en 2 mg/dl cada diez años a partir de los cuarenta y la glucemia postprandial (elevación de la glucosa en sangre después de una comida), en 8-15 mg/dl también cada 10 años.

Esta alteración se atribuye a varios factores como una disminución en la producción de insulina por parte del páncreas, malos hábitos alimentarios y sedentarismo, etc. Se ha estimado la prevalencia de diabetes mellitus en ancianos institucionalizados llegando a un 26%, lo que se traduce en una alta prevalencia (Durán Alonso, J. C., 2012),

Cambios en el sistema cardiovascular

Este sistema sufre una serie de cambios que se relacionan menos con la alimentación que los vistos hasta ahora. El principal problema que se produce es el endurecimiento de las paredes arteriales. Se debe, por un lado, a la pérdida de elasticidad del tejido arterial y venoso y que se puede considerar propio de la edad. Y, por otro, puede ser consecuencia de una dieta rica en grasa.

Sea por el motivo que fuere, esta situación produce una elevación de la presión arterial (hipertensión), factor a tener muy en cuenta para establecer una dieta.

Otra alteración que afecta al sistema cardiovascular es la concentración de colesterol en sangre, y que en las personas de avanzada edad suelen estar elevados. También es éste un factor importante en el diseño de dietas.

Cambios en el sistema renal

La función renal disminuye aproximadamente en un 50% entre los 30 y los 80 años. Este problema afecta aproximadamente a un 75% de la población adulta. La consecuencia más directa es la excesiva excreción de proteínas y electrolitos por orina, de forma que el equilibrio hidrosalino se altera, se producen edemas y además la pérdida proteica lleva, en muchos casos, a malnutrición proteica.

Cambios músculo-esqueléticos

Ya ha sido comentada la tendencia a sustituir la masa magra (músculo), por masa grasa y que es consecuencia de la edad. Hay una pérdida global de proteínas que se manifiesta tanto a nivel muscular como visceral. La función renal acusa también estos cambios (ya se ha comentado). Otro grave problema es la pérdida de la densidad ósea y el consecuente aumento del riesgo de osteoporosis, enfermedad muy frecuente entre la población femenina de cierta edad.

Cambios neurológicos

Quizás sean estas alteraciones las más asociadas a esta etapa de la vida. Parkinson y Alzheimer son, junto con la demencia senil, las enfermedades más relevantes y que condicionan de manera muy severa el desarrollo de la vida de los ancianos a todos los niveles.

Es desconocido el mecanismo por el que se desarrollan y son numerosos los trabajos que se realizan para poder conocer su origen y consecuentemente su curación o bien conseguir paliar en lo posible los trastornos que producen. El efecto de estos trastornos sobre la alimentación varían mucho y pueden ir desde la simple manifestación de manías o "rarezas", hasta trastornos que incapacitan a la persona para comer por sí sola, de manera que es necesario introducir alimentación artificial (enteral o parenteral).

Cambios inmunológicos

En este sentido, el cambio se manifiesta como disminución de la función inmune global. Es decir, disminuye la capacidad de defensa natural de forma que los agentes infecciosos pueden atacar más fácilmente.

Las barreras de defensa natural son más débiles e incluso, en determinadas situaciones desaparecen y el sistema que proporciona defensa al organismo mediante el ataque a los agentes externos está mermado en cantidad y calidad. Esta situación explica la gran prevalencia de enfermedades en esta etapa de la vida.

Cambios en las necesidades energéticas

Otro de los cambios importantes radica en la menor necesidad de energía, debido a que disminuye el gasto energético basal (la energía que gasta el organismo al día para mantenerse vivo). Entre los 30 y los 90 años se produce una disminución del 20% del gasto energético (Mataix, 2009).

Se han establecido varios motivos por los que disminuye la necesidad de energía

- Cambios en la composición corporal: se produce una disminución de la masa magra, principalmente una disminución de la masa muscular que es un tejido metabólicamente más activo y que por tanto necesita más energía para funcionar. Y por otro lado, se produce un
- aumento de la masa grasa, que necesita menos energía para funcionar.
- Descenso de la actividad física, con la consecuente disminución de gasto de energía. Se acepta que la disminución del gasto energético total es aproximadamente un 6% entre los 50 y 75 años.

Después de los 75 años, se produce otra caída del gasto energético de similar magnitud. Las 2/3 partes de estas caídas se atribuyen a la reducción de la actividad física y la parte restante a los cambios en la composición corporal (Mataix, 2009).

Necesidades nutricionales en la vejez
La alimentación es necesaria para cubrir las necesidades energéticas. Estas necesidades son diferentes a lo largo de los distintos periodos de la vida. En la vejez los requerimientos energéticos dependen de la alteración de la actividad física; cambio de peso o la proporción de masa muscular, agua y grasa; presencia de enfermedades, factores ambientales, etc

Las necesidades calóricas, en general, disminuyen con la edad. El trabajo dietético y nutricional que debemos realizar con los ancianos no ha de pretender hacer retroceder el proceso de envejecimiento, pues éste es normal y fisiológico; pero si puede ayudar a impedir que este envejecimiento se acelere y provoque mayor limitación en la calidad de vida de estas personas. Debe evitarse los desequilibrios y las carencias alimentarias, muchas veces como consecuencia de dietas reducidas e incontroladas.

Para un anciano con actividad normal las necesidades calóricas son aproximadamente de 2.200 a 2.400 calorías al día (un poco menos en mujeres), que deben ingerirse repartidas en un 30% de proteínas (más en fases de curación de heridas, quemaduras, úlceras por presión, traumatismos, sepsis) más 20% de lípidos (preferentemente vegetales) más 50-60% de glúcidos (contando siempre con frutas y verduras frescas en abundancia y reduciendo el azúcar solo y la miel).

También debemos tener en cuenta al crear una dieta equilibrada que esos nutrientes han de repartirse de forma proporcional a lo largo de las diversas comidas que se hace cada día. De esta forma obtendremos tanto nutrientes energéticos como no energéticos a lo largo de todo el día.

La dieta para personas mayores

Una dieta para ancianos debe asegurar una buena disponibilidad de nutrientes, unas preparaciones culinarias agradables y un marco físico acogedor y sin tensiones. Hay que tener en cuenta lo siguiente:

- ✓ Las dietas serán sencillas y de fácil preparación.
- ✓ Los alimentos tendrán una presentación vistosa y agradable.
- ✓ Fraccionar la dieta en 4 ó 5 comidas diarias.
- ✓ La última comida será de carácter ligero.
- ✓ Los líquidos y los zumos constituirán una sola toma o se suministrarán entre comidas. Es preferible el consumo de cantidades moderadas de agua mineral sin gas con las comidas, aunque se permite la ingesta de una pequeña cantidad de vino tinto (un vasito), si forma parte de las costumbres del anciano y no existe contraindicación médica.
- ✓ Se debe moderar el consumo de café y de bebidas excitantes (al igual que en los adultos, no se recomienda superar la ingesta de 2 tazas de café diarias).
- ✓ No se debe abusar de licores y bebidas edulcoradas.
- ✓ El momento de la ingesta ante todo debe ser un acto de convivencia y relación social. Es importante que los alimentos sean vehículo de salud y que su degustación se realice dentro de un marco de armonía.
- ✓ Mantener en lo posible los hábitos y gustos personales.

Su elaboración

A la hora de elaborar una dieta para personas mayores, debemos tener en cuenta los siguientes puntos:

- ✓ Personalizar el régimen dietético, teniendo en cuenta los gustos y las situaciones individuales (comidas que sean nutritivas, pero agradables de comer y sabrosas)
- ✓ Insistir en la preparación cuidada de los alimentos evitando excesivas sofisticaciones, salsas, condimentos picantes y temperaturas extremas de los alimentos, puesto que todo ello puede dificultar la digestión.

✓ Procurar una distribución equilibrada del ritmo y número de las comidas (a intervalos regulares de 4-5 tomas al día) y con "algo caliente" en cada comida.

✓ Asegurarse de que sea una dieta equilibrada.

✓ No ser extremadamente restrictivo en la dieta; pues, caso contrario, obtendremos hostilidad, alteración del carácter y rechazo a nuestras sugerencias. Si hay patologías debe ser el médico quien indique las restricciones.

✓ Si existieran errores dietéticos en su alimentación, razonar con el anciano los motivos y las mejoras, e ir haciendo los cambios paulatinamente.

✓ Cuidar el entorno: mesa limpia y amplia, a la altura adecuada y asiento correcto. Utensilios necesarios.

✓ Mantener el hecho social de la comida, es decir, hacer que la hora de la comida siga siendo un momento de relación, de charla, de estar con más gente. Esto estimulará a la persona a no saltarse ninguna comida y nos ayudará a seguir una dieta adecuada; a la vez que nos permitirá fortalecer el entorno social de la persona mayor.

✓ Para aquellas personas mayores que sufren algún tipo de patología que les obliga a seguir una dieta especial, podemos elaborar una dieta similar a la que vamos a exponer más adelante pero eliminando las sustancias que no pueden ingerir (sal, azúcar, leche, etc) o variando la proporción de los nutrientes (y por tanto de los alimentos que los contienen), según las necesidades.

✓ Cabe también reseñar que un a dieta equilibrada no ha de ser sinónimo de dieta monótona o poco apetitosa, pues son muchos los alimentos que encontramos en cada grupo y muchas las combinaciones de ellos que podemos y debemos hacer.

✓ Por último, debemos hacer notar que estas necesidades dietéticas se adaptan al prototipo de anciano más habitual, con actividad física moderada, autosuficiente (se asea solo, puede hacer tareas del hogar, puede salir a comprar, etc); ya que si la actividad de la persona está muy aumentada (por ejemplo, juega cada día al tenis) o por el contrario, muy disminuida (anciano encamado), las necesidades nutricionales variarán y lo harán también la cantidad y la calidad de los alimentos necesarios en su dieta.

¿Cuál es la colocación óptima del enfermo para comer?

La posición más deseable para la comida es la "posición sentada"; para ello:

➤ El respaldo del sillón debe estar poco inclinado, casi en ángulo recto.

➤ Poner un cojín cervical para descansar la cabeza.

➤ Poner un cojín bajo los muslos para impedir que la persona resbale hacia delante.

➤ Intentar hacer agradable el lugar donde se sientan a comer.

¿Cómo administrar alimentos a personas con problemas de movilidad en miembros superiores?

➤ Poner servilleta.

➤ Partir el alimento en trozos pequeños.

➤ Dar la comida lentamente con la cuchara o el tenedor.

➤ Procurar no llenar la cuchara más de la mitad.

➤ Dejar un tiempo entre cada cucharada para no atosigarle.

➤ Dar la bebida cuando nos la pida.

➤ Pelar la fruta y dársela en trozos pequeños.

➤ Retirar la servilleta y limpiarle la boca.

¿Cómo administrar alimentos a personas con problemas de masticación y deglución?

➤ Las comidas deben ser dadas en forma de purés.

➤ Darla lentamente, esperando entre cada cucharada.

➤ Vigilar síntomas de atragantamiento

➤ Echar espesantes si tiene problemas en la deglución de líquidos.

➤ Se puede dar con jeringa si tiene problemas para comer con la cuchara.

¿Cómo administrar alimentos a una persona encamada?

➤ El cuidador/a debe lavarse las manos.

➤ Llevar la bandeja hasta la habitación.

➤ Poner a la persona en posición sentada, ayudándonos con almohadas para sujetar la espalda.

➤ Colocar la servilleta debajo de la barbilla.

➤ Ayudar a lavarse las manos, colocando al lado una palangana con agua templada y una toalla.

➤ Administrar la comida, como hemos dicho en el apartado 2.

➤ Retirar la servilleta.

➤ Limpiar la sábana de migas u otros objetos que se hayan podido caer.

> Quedar en posición de sentado de fowler o de semifowler, durante una hora para facilitar la realización de la digestión.
> Si la persona vomita, ponerla en posición decúbito lateral para evitar que realice una aspiración.

La administración de alimentos por sonda nasogástrica
Debemos tener en cuenta lo siguiente:
> Colocar a la persona en posición sentada y poner una toalla debajo de la barbilla.
> Primero coger 30 centímetros cúbicos de agua con la jeringa de alimentación haciendo descender el émbolo hasta que salga el agua.
> Introducir la jeringa en el orificio de la sonda y hacer pasar el agua, para asegurarse de que la sonda está permeable.
> Coger a continuación el alimento (comida triturada o preparados especiales) y llenar la jeringa.
> Una vez administrado todo el alimento, se pasan otros 30-50 centímetros cúbicos de agua parta impedir que la sonda se obstruya.
> Ocluir el extremo de la sonda con una pinza o con un tapón para evitar la regurgitación del alimento.

TEMA 7

HIGIENE ALIMENTARIA

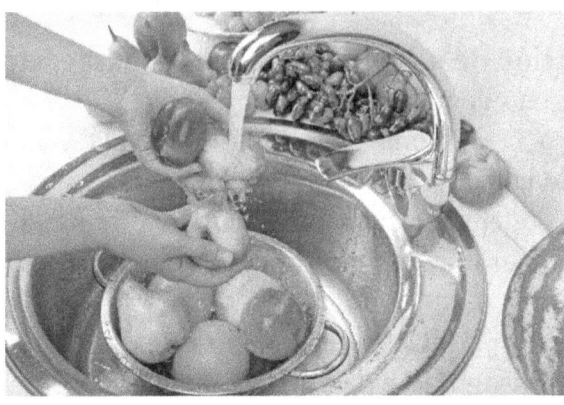

La higiene alimentaria es la práctica de seguir ciertas reglas y procedimientos para prevenir la contaminación de los alimentos **manteniéndolos seguros para su consumo desde un punto de vista sanitario** manteniendo el resto de propiedades que le son propias (color, sabor, textura, etc.).

Tipos de alimentos y sus cuidados

De acuerdo con las características propias de cada alimento, tales como su actividad de agua, su acidez, su composición química, el proceso de elaboración que ha sufrido, la manera en que se lo ha de mantener y las condiciones específicas de su consumo, podemos clasificarlos en: Alimentos de alto riesgo y Alimentos de bajo riesgo.

Alimentos de alto riesgo

Los alimentos de alto riesgo son aquellos listos para comer, que, bajo condiciones favorables de temperaturas, tiempo y humedad pueden experimentar el desarrollo de bacterias patógenas (dañinas). Las características propias de estos alimentos como la forma en que se consumen, (generalmente no sufren un tratamiento posterior, por ej. calentamiento, antes de ser consumidos) hacen que favorezcan el desarrollo bacteriano y/o la aparición de toxinas bacterianas.

Estos alimentos se caracterizan por poseer:
- Alto contenido proteico.
- Alto porcentaje de humedad (agua).
- No ser ácidos.
- Requerir un control estricto de la temperatura de cocción y de conservación.

Dentro de este grupo encontramos:

- Embutidos.
- Huevos.
- Pastas.
- Productos lácteos.
- Salsas.

El riesgo que tienen estos alimentos de sufrir alteraciones o deterioro es alto, por ello se recomienda realizar un manejo cuidadoso de los mismos durante la compra, almacenamiento y elaboración.

Alimentos de bajo riesgo

Son aquellos que permanecen estables a temperatura ambiente y no se echan a perder a menos que su manipulación sea incorrecta. Este grupo comprende alimentos con bajo contenido acuoso, ácidos conservados por agregado de azúcar y sal. Entre ellos encontramos:

- Pan.
- Galletas.
- Cereales.
- Snacks.
- Azucar.
- Sal.
- Encurtidos.
- Harinas.

El riesgo de sufrir alteraciones o deterioro es bajo, pero aun así se recomienda realizar un manejo cuidadoso de los mismos, especialmente en el almacenamiento.

Recuerde:

- ✓ Ubicar en la nevera los alimentos listos para comer en el estante superior y los alimentos crudos en el estante inferior.
- ✓ Mantener los alimentos bien refrigerados.
- ✓ Evitar cortar la cadena de frío.
- ✓ Almacenar correctamente todos los alimentos en envases limpios, íntegros y correctamente rotulados.

Enfermedades transmitidas por alimentos

Las enfermedades de transmisión alimentaria, también conocidas como "toxiinfecciones alimentarias" son aquellas patologías que se producen por la ingestión de alimentos contaminados con agentes biológicos o sus toxinas.

Estos procesos están causados por la ingestión de distintas formas vitales de bacterias, virus o parásitos. Así, la enfermedad puede estar causada por la ingestión de bacterias o virus vehiculados en el alimento (infección), o de toxinas producidas por aquéllas previamente formadas en el alimento (intoxicación), o por formas parasitarias en fases concretas de su ciclo evolutivo (infestación).

Ejemplos de las primeras, infecciones serían la Salmonelosis y la Hepatitis A; de las intoxicaciones por ingestión de toxina preformada, el Botulismo y la gastroenteritis por Enterotoxina Estafilocóccica; y de las parasitosis, la Triquinelosis y la Anisakiasis.

Los procedimientos de control e inspección de procesos y alimentos que se llevan a cabo de manera sistemática han demostrado resultar muy eficaces en la prevención de muchos de estos problemas. Sin embargo, en muchos casos el consumidor es el verdadero artífice de las prácticas correctas de higiene en la fase terminal de la cadena alimentaria. También resulta de gran importancia que el consumidor, en su opción de compra y en sus hábitos alimentarios contribuya a mantener el nivel y garantías de inocuidad alcanzados en las fases previas de la cadena.

Para ello, puede resultar de utilidad recordar algunos conceptos básicos. Ante todo, no olvidemos que la contaminación microbiana, incluso elevada, no tiene por qué manifestarse en el deterioro del alimento. La apariencia, no basta.

Los microorganismos son seres vivos: se alimentan, se reproducen y se relacionan con su entorno. Necesitan, por tanto, que el alimento que les sirve de vehículo y de hábitat les brinde unas condiciones favorables: Disponibilidad de nutrientes, temperatura adecuada, entorno no agresivo (condiciones de acidez, salinidad, humedad).... en tales condiciones, eubióticas, favorables a la vida, si les concedemos el tiempo necesario, se reproducirán, a velocidad inusitada, alcanzando dosis infectantes; producirán toxinas aquellos que son toxigénicos.... en definitiva, convertirán un alimento inocuo en un producto peligroso. Si las condiciones del medio resultasen adversas, algunos pueden adoptar formas vitales de resistencia, como las esporas o esporos, que germinarán cuando aquéllas mejoren dando lugar a formas infectantes. Es casi siempre la explicación que damos cuando tenemos vómitos, diarrea o algún otro tipo de síntoma gastrointestinal.

Pocas personas saben que los alimentos que consumen todos los días pueden causarle enfermedades conocidas como Enfermedades Transmitidas por Alimentos. Llamadas así porque el alimento actúa como vehículo en la transmisión de organismos patógenos (que nos enferman, dañinos) y sustancias tóxicas.

Las enfermedades transmitidas por los alimentos están causadas por la ingestión de alimentos y/o agua contaminados con agentes patógenos.

Las alergias por hipersensibilidad individual a ciertos alimentos no se consideran enfermedades transmitidas por los alimentos, por ejemplo la que experimentan los celiacos con el gluten y las personas intolerantes a la lactosa con la leche.

Las enfermedades transmitidas por los medicamentos se dividen en dos grandes grupos: infecciones alimentarias e intoxicaciones alimentarias

Infecciones alimentarias
Son las producidas por la ingestión de alimentos o agua contaminados con agentes infecciosos específicos tales como bacterias, virus, hongos, parásitos, que en el intestino pueden multiplicarse y/o producir toxinas.

Intoxicaciones alimentarias
Son las producidas por la ingestión de toxinas producidas en los tejidos de plantas o animales, o productos metabólicos de microorganismos en los alimentos, o sustancias químicas que se incorporan a ellos de modo accidental o intencional en cualquier momento desde su producción hasta su consumo.

Los síntomas se desarrollan durante 1-7 días e incluyen alguno de los siguientes:
- Dolor de cabeza.
- Náuseas.
- Vómitos.
- Dolor abdominal.
- Diarrea.

Estos síntomas van a variar de acuerdo al tipo de agente responsable así como la cantidad de alimento contaminado que fue consumido.

Para las personas sanas, este tipo de enfermedades son pasajeras, que sólo duran un par de días y sin ningún tipo de complicación. Pero para las personas susceptibles como son los niños, los ancianos, mujeres embarazadas y las personas enfermas pueden llegar a ser muy graves, dejar secuelas o incluso provocar la muerte.

Los agentes responsables de las enfermedades transmitidas por los alimentos son: bacterias y sus toxinas, virus, parásitos, sustancias químicas, metales, tóxicos de origen vegetal y sustancias químicas tóxicas que pueden provenir de herbicidas, plaguicidas, fertilizantes.

Dentro de todas las posibles causas mencionadas, las de origen bacteriano son las más frecuentes de todas. Las bacterias más comunes o que se presentan con mayor frecuencia son:
- Clostridium Perfringens.
- Bacillus Cereus.
- Escherichia Coli.
- Staphilococo Aureus.
- Clostridium Botulinum.
- Shigella.
- Listeria Monocytogenes.
- Campylobacter Jejuni.

Estos microorganismos se encuentran en una gran variedad de alimentos. Especialmente en aquellos conocidos como ALIMENTOS DE ALTO RIESGO

En algunos casos los alimentos puede que se hallan contaminado durante su producción o recolección, en otros casos el descuido durante la elaboración de alimentos en el hogar así como el uso de utensilios que fueron previamente utilizados para preparar alimentos contaminados pueden llevar a la contaminación cruzada de los alimentos que prepara.

Recuerde:
- ✓ Almacenar los productos de limpieza separados de los productos alimenticios.
- ✓ Rotular claramente todos los productos de limpieza, raticidas y otro tipo de producto químico claramente para evitar confusiones fatales.
- ✓ Tener especial cuidado con envases de vidrio, especialmente aquellos que se hallan en la cocina.
- ✓ Evitar el uso de bisutería cuando prepara la comida.

✓ Lavar adecuadamente sus manos antes de preparar la comida y cada vez que estas se contaminan (luego de tocar alimentos crudos, luego de ir al baño, luego de utilizar productos de limpieza, luego de tocar dinero, etc).

✓ Al abrir una lata de alimentos en conserva, colocar lo que no usa en envases plásticos correctamente tapados dentro de la nevera. Nunca abrir una lata y dejar lo que sobra en la misma.

El frio y los alimentos

La refrigeración es uno de los métodos de conservación de alimentos más utilizados en la actualidad. Usted, como la mayoría de las personas, cuenta en su hogar con una nevera. Por ello debe saber cuál es la acción del frío no solo sobre los alimentos sino también sobre las bacterias para poder comprender el importante rol que cumple este factor en la conservación de la calidad e inocuidad de los alimentos y de esta forma sacarle el máximo beneficio a su frigorífico.

La refrigeración utiliza temperaturas que están comprendidas entre los 0°C y los 5°C. Las bacterias se desarrollan y multiplican más rápidamente entre los 5°C y los 60°C. Este rango de temperatura es conocido como zona de peligro Este es un método temporal de conservación porque retarda el crecimiento y multiplicación de las bacterias tanto patógenas como saprofitas, hongos, levaduras y también retarda las reacciones enzimáticas que ocurren en los alimentos. Por lo tanto una nevera que opere entre los 0°C y 5°C evitará por medio de estas bajas temperaturas que las bacterias se multipliquen de manera rápida y de esta manera los alimentos mantendrán sus cualidades por un tiempo más prolongado. Para ello es esencial que siempre recuerde chequear la temperatura y el correcto funcionamiento de la nevera

A pesar de la gran variedad de alimentos que usted puede comprar, elaborar o consumir el seguimiento de unos pocas reglas básicas de almacenamiento en frío le servirán no solo para prolongar la vida útil de sus alimentos sino también evitar la contaminación cruzada..

Recuerde:
✓ No pretenda que su nevera haga más de aquello para lo que fue diseñada.

✓ Una nevera en óptimo estado de funcionamiento puede retrasar el desarrollo de los microorganismos y de sus toxinas, pero no conserva sus alimentos para siempre.

La nevera, los alimentos y sus cuidados

Los alimentos deben refrigerarse tan pronto como sea posible, ya que el frío impide que la mayoría de las bacterias desarrollen y multipliquen.

Evite la contaminación cruzada no sólo durante la elaboración sino también durante el almacenamiento en la nevera. Es importante mantener los alimentos crudos y sus líquidos lejos de los alimentos de alto riesgo. Para ello es muy importante que sepa cómo debe ubicar correctamente los alimentos en la nevera.

Recuerde:
- ✓ Controlar la temperatura de su nevera. Debe estar por debajo de los 5°C.
- ✓ Mantener limpia y ordenada la nevera.
- ✓ Acondicionar correctamente los alimentos que ubica en la misma.
- ✓ Ubicar los alimentos listos para comer en el estante superior y los alimentos crudos en el estante inferior.
- ✓ Lavar las frutas y verduras con abundante agua potable.
- ✓ Respetar las fechas de vencimiento y las condiciones de conservación que el fabricante indica en la etiqueta de los productos.

Alimentos y envases

Una de nuestras obligaciones como consumidores es controlar el rotulo (conocido como etiqueta) del producto alimenticio que estamos adquiriendo. Leer e interpretar los rótulos no es difícil sólo hace falta tener buena voluntad para hacerlo.

Aquí le comentamos qué datos deben estar presentes de forma obligatoria y no obligatoria en un rótulo de alimentos y cómo deben estar expresados estos datos. Pero antes de leer el rótulo lo que usted debe observar primero son las condiciones en las cuales se presenta el envase:
- ✓ El envase, recipiente, empaque o embalaje en el cual se halla contenido el alimento tiene como función asegurar la conservación y facilitar el transporte y manejo del alimento. Usted debe observar que el envase no esté roto, mojado, abollado, oxidado, pinchado o abierto por ningún motivo.
- ✓ Algunos productos cuentan con una faja o cierre de seguridad para asegurar que ese envase, no ha sido violado.

Luego de haber chequeado las condiciones del envase pase a leer el rótulo.

✓ Todos los alimentos deben estar correctamente identificados, es decir, correctamente etiquetados. Esto supone una seguridad para aquella persona que adquiere el producto porque le permite obtener datos sobre el producto y también es una garantía que ese producto fue sometido a controles que aseguran su inocuidad.

✓ Es muy importante leer el rótulo al momento de adquirir un producto (por supuesto además del precio). Muchas veces ocurre que productos con rótulos parecidos son cosas diferentes.

✓ El etiquetado de un producto no sólo le brinda información en cuanto al alimento sino que también le informa sobre quien elabora o produce ese alimento, información que en caso de surgir algún problema con el producto es útil para contactarcon los responsables.

¿Qué debemos encontrar en los rótulos?

✓ El nombre del producto (Denominación de venta).
✓ La lista de ingredientes.
✓ Peso neto o contenido neto.
✓ El lote de fabricación.
✓ La fecha de consumo preferente o caducidad.
✓ Origen del producto.
✓ Identidad del producto elaborado y/o elaborador.
✓ Condiciones de conservación.
✓ Instrucciones para preparar el producto.

El nombre del producto (denominación de venta)

La denominación que se lee en virtud de la legislación vigente, por ejemplo "leche entera pasteurizada homogeneizada"

La lista de ingredientes

Bajo este título figuran las materias primas y aditivos que fueron utilizados para la elaboración de ese producto. Aparecen como: lista de ingredientes" o "ingredientes" en orden de mayor a menor cantidad utilizada. En esta lista de ingredientes aparecen las siglas INS y números que son los que corresponden a los ADITIVOS.

Peso neto o contenido neto

Aquí debe estar especificada la cantidad neta de los productos alimenticios envasados o frescos. Debe figurar en caso de ser alimentos en estado líquido en unidades de volumen (litro, ml.) y en el caso de alimentos en estado sólido en unidades de peso (gramo, kilogramo, etc.). En caso de envases que contienen varias unidades de un mismo producto se debe indicar el número de unidades por envase. (Por ej. Cantidad de salchichas tipo Viena por envase o bombones por caja).

El lote de fabricación

Tiene como fin poder individualizar al conjunto de productos de un mismo tipo que fueron elaborados juntos. Puede hallarse indicado con una L seguida de números o letras así como también una fecha y hora de producción. Esta información no es útil de manera directa para el consumidor pero si lo es para el fabricante o autoridad sanitaria ya que en caso que se presente algún problema (por ej. necesidad de retirarlos del mercado), si se conoce el número de lote se pueden individualizar los productos alimenticios del mismo lote y tomar las medidas necesarias rápidamente.

La fecha de consumo preferente o caducidad

Las fechas de caducidad de los productos alimenticios son datos muy valiosos que usted debe tener en cuenta no sólo a la hora de adquirir un producto sino también a la hora de consumirlo. Las fechas de caducidad indican la vida útil del alimento. Estas se indican como: Fecha de vencimiento: esta aparece en los productos muy perecederos (lácteos, carnes, embutidos) y debe estar expresada en día y mes. A partir del día siguiente al indicado ese alimento no debe ser consumido y está terminantemente prohibida su venta.

Dentro de este grupo también podemos hallar expresada la fecha de caducidad como: válido hasta........., vence........., vencimiento........., consumir antes de ....
"Consumir PREFERENTEMENTE antes de....": Indica una fecha a partir de la cual el alimento pierde parte de sus caracteres sensoriales que si bien no afectan a la inocuidad del mismo, modifican substancialmente la calidad del producto.

Para los alimentos como azúcar, vinos, whisky, licores, panes del día, frutas, etc. que se conservan a temperatura ambiente no es necesario indicar fecha de duración mínima

Todo lo dicho anteriormente es válido siempre que se haya mantenido el alimento en condiciones apropiadas de almacenamiento así como la integridad del envase.

Origen del producto

Indica el lugar del que procede el alimento o aquel lugar en el cual el alimento ha sufrido la última transformación sustancial. El origen puede figurar como: "Fabricado en............", etc.

Identificación del producto, elaborado y/o elaborador

Todo producto alimenticio que haya sido controlado y habilitado por la autoridad sanitaria competente cuenta con un número de producto (este número es único para cada tipo de producto que ese establecimiento elabora) y además cada establecimiento alimenticio cuenta con un número que corresponde al establecimiento.

Condiciones de conservación

Cuando se trata de productos perecederos refrigerados, congelados o supercongelados, se debe indicar la forma en que debe conservarse y el tiempo de duración en esas condiciones.

Instrucciones para preparar el producto

En general para aquellos alimentos que deben sufrir algún tipo de acondicionamiento previo a su consumo

Recuerde:

Los rótulos son una fuente muy importante de información que está al alcance de todos y a la cual todos tenemos derecho a acceder

La contaminación por bacterias

Las bacterias son microorganismos constituidos por una sola célula. Tal vez usted no los vea, huela o sienta pero están escondidos en todos lados: en el agua, en el aire, en el suelo, sobre y dentro de las personas, en los animales e incluso en su cocina y utensilios con los cuales prepara la comida. Son tan pequeñas que para verlos es necesario un microscopio.

Algunas son bastante inofensivas, incluso algunas son útiles, como las que se utilizan en la fabricación de queso o yogur. Otras producen la alteración de los alimentos y finalmente existe un grupo de bacterias llamadas son patógenas, es decir, capaces de producir enfermedades.

Para desarrollarse, las bacterias necesitan:
- Temperatura adecuada.
- Nutrientes.
- Humedad.

- Acidez (ph).
- Tiempo suficiente.

Temperatura adecuada

Las bacterias responsables de las (Enfermedades Transmitidas por los Alimentos) tienen una temperatura óptima de crecimiento de 37°C. Pese a todo, pueden crecer a una velocidad considerable en un rango de temperatura que se halla entre los 5° C Y 65° C. Fuera de estas temperaturas su capacidad reproductora se ve muy disminuida. A 100°C (ebullición) las bacterias comienzan a morir y por debajo de 5°C (refrigeración) su crecimiento es más lento a los 0°C (congelación) quedan en estado latente pero no mueren

Nutrientes

Las bacterias como todos los seres vivos, necesitan alimentarse para poder desarrollarse. Prefieren alimentos con un alto contenido de proteínas y humedad tales como carnes rojas, pollos, pescados o productos lácteos. Estos alimentos se los conoce con el nombre de alimentos de alto riesgo.

Humedad o actividad de agua

La disponibilidad de agua en un alimento es el agua que se encuentra libre en el mismo y es necesaria para que las bacterias se multipliquen. Este agua "no comprometido" con ningún nutriente recibe el nombre de actividad de agua (aw). y se indica con un número que va desde 0 hasta 1.

Cuanto más cercano a cero es ese valor, menos disponible está el agua para las bacterias y mayor tiempo durará el alimento sin deteriorarse. La mayoría de los alimentos frescos tienen valores de actividad de agua cercanos a 1.

ALIMENTO	Actividad de agua
Carne	0,98
Leche	0,99
Harina	0,70
Galletas tipo cracker	0,60

Acidez o ph

El pH de un alimento es la medida de su acidez o alcalinidad (por ej. el jugo de limón es ácido y el bicarbonato de sodio, básico o alcalino). El agua tiene un pH neutro de 7. La mayoría de los alimentos tiene un pH de alrededor de 7 o menos.

La mayoría de las bacterias patógenas (dañinas) crecen en alimentos de pH neutro a alcalino. Por ello cuando el alimento tiene un pH de 7 o mayor es muy susceptible a la contaminación bacteriana. Generalmente, en los alimentos que poseen un pH menor de 4,5 no se desarrollarán bacterias patógenas. El alimento se conserva mejor pero debe tenerse en cuenta que es más susceptible a daños por hongos y/o levaduras. Esto ocurre por ejemplo con los jugos de frutas cítricas.

Tiempo

Algunas bacterias son capaces de multiplicarse por dos en solo 10-20 minutos, si se les proporciona las condiciones óptimas de nutrientes, humedad, Ph y calor. Si se les da el tiempo suficiente, un número inicial de bacterias pequeño puede multiplicarse a tal punto que pueden llegar a causar una Enfermedad Transmitida por Alimentos.

¿Cómo se reproducen las bacterias?

El proceso por el cual se dividen las bacterias se conoce con el nombre de FISION BINARIA. Este consiste en la división de una bacteria en dos cada 10 a 20 minutos. Una sola bacteria puede llegar a producir 16 millones de Bacterias en solo 8 horas.

Recuerde:

✓ No dejar los alimentos fuera de la nevera.
✓ Evite dejar los alimentos en la zona de peligro
✓ No entibiar los alimentos. Caliente los alimentos en el horno o en la cacerola a temperaturas elevadas.
✓ Entibiar los alimentos a temperaturas bajas favorece el desarrollo de las bacterias que pudieran haber quedado en el alimento.
✓ Respetar las fechas de vencimiento de los alimentos.
✓ Conservar los alimentos en las condiciones de almacenamiento que figuran en la etiqueta.

Fuentes de contaminación

A las bacterias las podemos encontrar en todas partes. Puede ser que estén en el aire, en el suelo, en los animales, en el agua e incluso en nuestra piel, ropa y saliva. Los lugares donde comúnmente se encuentran las bacterias se llaman Fuentes de Contaminación. Es muy importante que usted sepa cuáles son las fuentes de CONTAMINACION donde comúnmente se encuentran las Bacterias para poder proteger de manera más eficiente los alimentos que consume.

¿Cuáles son las fuentes de contaminación más comunes?
- ✓ Las personas.
- ✓ Los residuos.
- ✓ Los alimentos crudos.
- ✓ El agua.
- ✓ Los insectos y roedores.
- ✓ Los animales domésticos.
- ✓ El suelo.
- ✓ El aire.

Las personas
Normalmente las personas portan bacterias en su cuerpo. Estas pueden estar en la boca, la nariz, el intestino, las manos y la piel. Con mayor frecuencia se encuentran en las manos sucias, saliva de personas enfermas, heridas (rasguños, raspones, etc.), etc.

Los residuos
Los recipientes con desperdicios son una fuente muy importante de contaminación ya que se los deja durante varias horas a temperatura ambiente. Esto favorece el desarrollo de microorganismos, atrayendo de esta forma insectos y roedores. Las moscas, cucarachas, ratas, el viento pueden hacer que la basura llegue al alimento que preparó y de esta forma lo contaminen.

Los alimentos crudos
Los alimentos crudos son fuente de contaminación, se hallan normalmente contaminados con bacterias y parásitos. Hay que tener especial cuidado con las carnes rojas y blancas, los pescados y mariscos, los huevos y la leche cruda.

El agua
Una forma común de contaminación de alimentos es por el agua. Esto ocurre especialmente en aquellos lugares donde las verduras y frutas son regadas con aguas residuales, los animales beben en ríos contaminados con deposiciones o sustancias químicas.

Los insectos y roedores

Los insectos y roedores transportan gérmenes y suciedad en sus patas y cuerpos. Están siempre donde hay alimentos y basura. Recuerde que viven en alcantarillas, desagües, materia descompuesta, deposiciones, por lo que constituyen una importante fuente de contaminación.

Los animales domésticos

Los pelos y plumas de animales domésticos, aun lo más limpios contienen un gran número de bacterias, siendo algunas de ellas patógenas (dañinas).

El suelo

El suelo es un reservorio tan rico en nutrientes que muchos microorganismos y parásitos desarrollan fácilmente en él.

El aire

El aire en sí mismo es un medio hostil para los microorganismos. Pero puede convertirse en un excelente medio de dispersión y transporte para ellos, especialmente a través de las corrientes de aire.

Recuerde:

- ✓ Evitar que se acumule basura en la cocina o en el patio de su hogar y mantener los cubos de basura siempre bien cerrados y limpios.
- ✓ Evitar que los perros, gatos y pájaros estén cerca de los alimentos que elabora y/o consume.
- ✓ Lavar adecuadamente sus manos antes de preparar la comida y cada vez que estas se contaminen.
- ✓ Controlar adecuadamente la existencia s de insectos y roedores
- ✓ Lavar correctamente frutas y verduras.
- ✓ Ubicar en la nevera los alimentos listos para comer en el estante superior y los crudos en el estante inferior.
- ✓ Evitar toser y estornudar sobre los alimentos.
- ✓ Proteger los alimentos para evitar que el polvo se deposite sobre ellos y los contamine.

La contaminación

En general la producción de alimentos libres de contaminantes no sólo depende del lugar de su producción sino también de los procesos de elaboración y de las personas que toman contactos con ellos. La contaminación de los mismos puede producirse en cualquier momento desde su cosecha, pasando por la elaboración a nivel industrial, hasta cuando se prepara la comida en el hogar.

Vamos a ver qué es la contaminación de los alimentos y cómo se puede producir, para que tenga en cuenta el rol fundamental que usted puede cumplir en la prevención de la contaminación de los alimentos.

¿Cuándo está contaminado un alimento?
Un alimento está contaminado cuando hay en él sustancias extrañas. Estas sustancias extrañas pueden ser de naturaleza:
- Química.
- Física.
- Biológica.

La contaminación química
Se produce cuando el alimento se pone en contacto con sustancias químicas. Esto puede ocurrir durante los procesos de producción, elaboración industrial y/o casera, almacenamiento, envasado, transporte. Las sustancias involucradas pueden ser plaguicidas, residuos de medicamentos de uso veterinario (antibióticos, hormonas), aditivos en exceso, productos de limpieza, materiales de envasado inadecuados, materiales empleados para el equipamiento y utensilios, etc.

Contaminación física
Consiste en la presencia de cuerpos extraños en el alimento. Estos son en general mezclados accidentalmente con el alimento durante la elaboración. Algunos ejemplos son: vidrios, metales, polvo, hilachas, fibras, pelos, etc.

Contaminación biológica
Puede deberse a la presencia de bacterias, virus, hongos, parásitos. Estos organismos son muy pequeños para ser vistos a simple vista y su peligro radica en que generalmente no alteran de manera visible al alimento. De este grupo, la contaminación por bacterias patógenas (dañinas), es la causa más común de intoxicación alimentaria. La fuente más común de bacterias es la persona. Esto se da por una inadecuada higiene personal de aquellas personas que manipulan o venden alimentos.

Recuerde:
✓ Ubicar los alimentos listos para comer en la parte superior de la nevera.

✓ Ubicar los alimentos crudos en la parte inferior de la nevera (de esta manera evitara que los jugos de estos alimentos contaminen los alimentos listos para comer que son los que requieren un mayor cuidado).
✓ Cubrir correctamente todos los alimentos que coloca en la nevera.
✓ Utilizar utensilios limpios para cada tipo de alimento.
✓ Lavar adecuadamente sus manos antes de prepara la comida y cada vez que estas se contaminan (luego de tocar alimentos crudos, luego de ir al baño, luego de manipular productos de limpieza, etc.)

Contaminación cruzada

Es importante que usted conozca cómo se pueden contaminar los alimentos para tomar las medidas preventivas adecuadas. La contaminación cruzada se produce cuando microorganismos patógenos (dañinos), generalmente bacterias, son transferidos por medio de alimentos crudos, manos, equipo, utensilios a los alimentos sanos.

De acuerdo a cómo esto sucede la contaminación cruzada se puede producir de dos formas:
• Contaminación cruzada directa.
• Contaminación cruzada indirecta.

La contaminación cruzada directa

Ocurre cuando un alimento contaminado entra en **"Contacto Directo"** con uno que no lo está.

Por lo general se produce:
➢ Cuando se mezclan alimentos cocidos con crudos en platos que no requieren posterior cocción como ser en ensaladas, platos fríos, tortas con crema, postres, etc.
➢ Cuando hay una mala ubicación de los alimentos en la nevera. Los alimentos listos para comer toman contacto con los alimentos crudos y se contaminan.

Cruzada indirecta

Es la producida por la transferencia de contaminantes de un alimento a otro a través de las manos, utensilios, equipos, mesadas, tablas de cortar, etc.

Por ejemplo, si con un cuchillo se corta un pollo crudo y con ese mismo cuchillo mal higienizado, se trocea un pollo cocido, los microorganismos que estaban en el pollo crudo, pasarán al pollo cocido y lo contaminarán. Generalmente ocurre por el uso de utensilios sucios como también por una mala higiene personal de quien manipula o vende los alimentos.

El lavado de las manos

¿Podría realizar ahora un recorrido mental de todo lo que sus manos han tocado hasta que se ha puesto a estudiar este tema?¿Sería capaz de mencionar cuantas veces se lavó las manos durante el día?. Seguro que se lavó las manos cuando se levantó por la mañana, eso es bueno pero haga memoria y piense desde que hora no se las ha vuelto a lavar!!!.

A lo largo del día sus manos entran en contacto con distintas superficies: manijas de puertas, dinero, alimentos, mascotas, etc, existiendo de esta manera la posibilidad de que sus manos se contaminen y por lo tanto, de esta manera, contaminen los alimentos que usted adquiere, elabora y/o consume.

Debe tener siempre en cuenta que sus manos están en continuo contacto con los alimentos que adquiere, elabora y/o consume transformándose de esta forma en el principal vehículo para la transferencia de Bacterias patógenas desde lo que usted tocó contaminado (mascotas, alimentos, basura, tierra, etc...) al alimento que va a consumir.

Por ello es fundamental el lavado frecuente de las manos en tiempo y forma correctos, es decir, realizar todos los pasos del lavado de manos en forma correcta, en el tiempo necesario y por supuesto cuando corresponda lavárselas.

Las manos sucias o mal lavadas es uno de los factores más importantes en la transmisión de enfermedades no sólo como de Enfermedades transmitidas por alimentos sino también de otras enfermedades comunes como la gripe.

Las manos suelen ser el principal vehículo en la transmisión de los microorganismos patógenos a los alimentos. El lavado correcto de las manos es un factor fundamental en la prevención de las enfermedades transmitidas por alimentos. Para prevenir la transmisión de enfermedades a través de sus manos todo lo que tiene que hacer es lavarse las manos de forma correcta y frecuente.

¿Qué necesita para lavarse correctamente las manos?

Antes de lavarse las manos verifique que cuenta con todos los elementos: jabón, agua potable fría y caliente (45°C), cepillo de uñas y toallas de papel o en su defecto toallas de telas que las utiliza un vez y luego las lava y por supuesto un recipiente donde colocar las toallas desechables o las que van a ser recicladas y no se olvide.... VOLUNTAD

¿Cómo debe lavarse las manos?

El lavado de las manos es un hábito que ya tenemos incorporado y que no le prestamos mucha atención, pero aquellas personas que trabajan en el sector alimenticio, como los aquellas personas que cocinan en sus hogares deben tener presente que ellos pueden ser un factor de la contaminación de los alimentos que manipulan o elaboran. Por ello deben saber que el lavado de las manos de forma correcta es una medida importante para la prevención de estas enfermedades.

Enjuagarse las manos sin más con agua y jabón no sirve. Solo el correcto lavado de manos reducirá a un nivel seguro la carga microbiana de las manos.

Los pasos que deben seguirse para el correcto lavado de las manos

Los pasos que usted debe seguir para el correcto lavado de sus manos son los siguientes:

1.- Use agua potable caliente.
2.- Mójese las manos con agua caliente y aplíquese jabón.
3.- Use un cepillo para uñas limpio.
4.- Frote sus manos unos veinte segundos y límpiese debajo de las uñas.
5.- Enjuáguese muy bien con agua potable.
6.- Séquese las manos, preferentemente con una toalla desechable.

Cómo prevenir la contaminación de los alimentos

La contaminación de los alimentos puede producirse en cualquier momento desde la producción primaria como por ejemplo la cosecha, pasando por la elaboración a nivel industrial, e incluso cuando se prepara la comida en el hogar. Teniendo en cuenta esto último, usted tiene un rol fundamental en la prevención de la contaminación de los alimentos que adquiere así como los que elabora y/o manipula en su hogar. Siempre tenga presente los siguientes consejos. Estos le ayudarán a Prevenir la Contaminación de sus alimentos.

¿Cuál es la forma correcta de lavar frutas y verduras?

Debido al alto riesgo de contaminación de verduras, hortalizas y frutas, es necesario lavarlas cuidadosamente antes de consumirlas, con el fin de eliminar contaminantes físicos, biológicos y/o químicos que pueden haber quedado entre las hojas de las verduras, en la cáscara y/o rugosidades de frutas y tubérculos. Algunos ejemplos de contaminantes son:

- Tierra.
- Materia fecal de animales.
- Bacterias, virus y parásitos transportados por aguas de riego contaminadas (aguas residuales, por ejemplo).
- Insectos.
- Restos de plaguicidas.
- Abonos.

El procedimiento para lavar las verduras de hoja, cuando se dispone de agua potable, consiste en:

- ✓ Desprender las hojas y eliminar las que estén en mal estado.
- ✓ Lavar las hojas una por una, poniéndolas bajo el chorro de agua del grifo.
- ✓ Las frutas y tubérculos de consistencia dura (batatas, papas, zanahorias, etc.) en lo posible debe limpiarlos con un cepillo de cerdas finas bajo el chorro de agua del grifo.

Tablas de picar

Cuando pensamos en bacterias patógenas (dañinas) siempre suponemos que las podemos encontrar con más facilidad en el baño. Bueno,... después de todo,... no es tan ilógico. Para corroborar si la creencia popular es cierta la Universidad de Arizona, Estados Unidos, llevó a cabo un experimento en el cual un grupo de investigadores analizó las mesas, tablas de picar, esponjas y trapos de cocina.

Para sorpresa de todos comprobaron que no es en el baño sino En la cocina donde se encuentra la mayor cantidad de bacterias patógenas.

Con respecto a las tablas de picar los investigadores llegaron las siguientes conclusiones:

Tablas de madera o tablas de plástico

Esta es la gran duda que tienen muchas personas al momento de adquirir una nueva tabla de picar. Los investigadores encontraron que las tablas de madera al presentar una superficie más porosa y con más ralladuras albergan mayor cantidad de bacterias y por lo tanto son más difíciles de limpiar e higienizar que las tablas de plástico. Esto desde el punto de vista de la inocuidad alimentaria significa que las tablas de picar de madera representan un mayor riesgo.

Por ello recomiendan que a la hora de comprar una tabla nueva, se opte por la de plástico.

La higienización de las tablas

También remarcaron que: "Una vez que las bacterias penetran en una superficie porosa, como la que presenta una tabla de picar de madera, se establecen y allí desarrollan colonias bacterianas que producen un film que las protege del medio externo". Por lo tanto un simple chorro de agua, una simple pasadita de la esponja o un enjuague con detergente diluido no las eliminará.

Para removerlas ante todo hay que poner ganas y energía. El primer paso es rasquetear con una esponja y un buen detergente, luego higienizarla con una solución de lavandina y dejarla secar al aire o secar con toallas de papel.

Cuando higienice las tablas de picar asegúrese que la solución del lavado cubra toda la superficie de la tabla y que actúe por algunos minutos (mínimo 5 minutos). Lo ideal es realizar esta tarea al menos una vez por semana. Otra forma de higienizarlas es en el lavaplatos..

Cuando las tablas tanto de madera como de plástico se "pongan viejas y le cueste limpiar correctamente las ralladuras o cortes de la superficie reemplácelas por una nueva.

Evite la contaminación cruzada

Para evitar la contaminación cruzada se recomienda que utilice en lo posible dos tablas de picar distintas. Una para los alimentos crudos como carnes, pescados y aves y otra para aquellos alimentos que están listos para consumir (carnes cocidas, frutas, verduras lavadas, verduras cocidas, etc.).

Para poder diferenciar las tablas puede optar por utilizar tablas de distintos colores o sin son del mismo color las puede identificar de acuerdo con el tipo de alimentos las utiliza. (Por ejemplo: cinta adhesiva roja colocada en el costado para la que usa con alimentos crudos).

Recuerde:
- ✓ Prefiera las tablas de plástico a las de madera.
- ✓ Lave muy bien las tablas con cepillo y detergente luego de utilizarlas.
- ✓ Sumerja la tabla en una solución de lavado durante 5 minutos, por lo menos una vez por semana.
- ✓ Prefiera tener dos tablas. Identifique las tablas de acuerdo al tipo de alimentos que utiliza (cinta roja para la que usa con alimentos crudos).

Las "reglas de oro" de la higiene alimentaria

Para evitar la contaminación de los alimentos la Organización Mundial de la Salud (OMS) difundió una serie de sugerencias cuya aplicación cotidiana reduce considerablemente el riesgo de contraer enfermedades de origen alimentario:

1. Consumir alimentos que hayan sido tratados en forma higiénica Por ejemplo, leche pasteurizada o hervida y refrigerada (conservada en vera), carnes refrigeradas o congeladas. No se debe consumir leche sin tratamiento térmico (leche cruda). Las carnes, pescados y productos de repostería deben estar refrigerados o congelados. En los establecimientos de restauración es obligatorio el empleo de ovoproductos en la elaboración de mayonesas, salsas, cremas, etc. Si prepara estos alimentos en casa, deberá consumirlos inmediatamente, no aprovechar las sobras y mantener la conservación en frío. Si lava los huevos antes de utilizarlos, porque éstos tienen restos de suciedad, debe hacerlo inmediatamente antes de su uso.

2. Cocinar suficientemente los alimentos La adecuada cocción garantiza la destrucción de los gérmenes. Si quedan partes crudas hay riesgo de que se desarrollen nuevos gérmenes. Asegúrese que todas las carnes están bien cocidas realizando un corte en ellas. Los pollos, otras carnes y hamburguesas no deben verse de color rosado. Todos los jugos deben ser de color claro (no rojos). Los alimentos pueden estar contaminados por microorganismos. Si los

3. alimentos se cocinan bien, estos microorganismos pueden ser destruidos por el calor. La temperatura a la que debe someterse el alimento debe ser suficiente para que alcance un mínimo de 70° C en el centro del producto.

4. Consumir los alimentos inmediatamente después de cocinarlos Evita la proliferación de microbios. No los prepare y deje sobre la mesa. Es la mejor manera de evitar la proliferación de los

gérmenes. No dejar nunca los alimentos cocinados a temperatura ambiente.

5. Guardar cuidadosamente los alimentos cocinados Si no van a ser consumidos enseguida colocarlos en la nevera o el congelador. No dejarlos nunca a temperatura ambiente.

6. Calentar suficientemente los alimentos cocidos. Antes de consumir aquellos alimentos cocinados que fueron refrigerados se los debe calentar a altas temperaturas. La mejor manera de hacerlo es a fuego mínimo durante el tiempo necesario para que el interior quede muy caliente. En el caso de alimentos que se comen fríos es conveniente consumirlos apenas se retiran de la nevera.

    Para conservarlo después de su preparación, puede mantener caliente hasta su consumo aquellos alimentos que lo permitan (sopas, purés, guisos...). Otro tipo de alimentos que no puedan ser sometidos a calor (ensaladas, gazpachos, etc.), deben ser refrigerados inmediatamente. No siempre es posible aprovechar sobras de una comida anterior, pero si decide hacerlo, caliente dichas sobras a la temperatura máxima antes de consumirlo.

7. Evitar el contacto entre los alimentos crudos y los cocidos Los alimentos cocidos pueden contaminarse por el contacto con alimentos crudos. También es importante no usar para alimentos cocidos los utensilios que se utilizaron para preparar alimentos crudos. Un alimento cocinado puede volver a contaminarse por contacto con los alimentos crudos o con objetos que anteriormente hayan contactado un alimento crudo (cuchillos, tablas, superficies, trapos, etc.). El trapo de cocina o la bayeta puede ser un excelente vehículo de contaminación. Es preferible usar papel de cocina.

8. Asegurar una correcta higiene tanto de la persona encargada de manipular los alimentos como del lugar donde se cocina. Los utensilios, paños y rejillas, los pisos y las paredes de la cocina son fuentes de contaminación si no se los lava con agua, jabón y detergente. La persona que manipule alimentos, debe observar unas estrictas prácticas higiénicas. Es imprescindible que tenga las

9. manos siempre limpias, que las lave cada vez que haga falta y siempre que haga uso del servicio.

    Es muy importante hacer la limpieza de la cocina diariamente, como mínimo. Tener especial cuidado en almacenar la basura en recipientes lisos, lavables y cerrados y que éstos no se encuentren cerca de los alimentos.

10. Mantener los alimentos fuera del alcance de insectos, roedores y animales domésticos.

    En especial los insectos y roedores contaminan no sólo los alimentos que eligen para comer sino también aquellos con los que toman contacto a su paso. No hay que olvidar que los animales pueden ser portadores de gérmenes patógenos y parásitos que originan enfermedades de transmisión alimentaria.

11. Utilizar agua potable de red o potabilizarla

El agua potable no es sólo imprescindible para beber, sino también para preparar los alimentos. Debe tener exclusivamente estos dos orígenes: aguas envasadas o aguas de la red pública de distribución en la población. No se debe beber ni usar agua procedente de pozos que no esté potabilizada.

12. No consumir alimentos perecederos que estén expuesto a temperatura ambiente. En bares, cafeterías, restaurantes, etc., todos los alimentos deben estar protegidos por vitrinas y conservados en condiciones sanitarias adecuadas. Deben estar refrigerados siempre que sea preciso. Estas medidas deben ser exigidas por el consumidor, y cuando se observe que no se cumplen, los alimentos deben ser rechazados.

Recuerde:

✓ Los microorganismos eventualmente presentes en los alimentos sólo necesitan condiciones de vida favorables:
  • Nutrientes para alimentarse.
  • Temperaturas no extremas.
  • Tiempo para multiplicarse.
✓ No consuma alimentos adquiridos fuera de los establecimientos autorizados.
✓ Consuma exclusivamente agua potable. Utilice sólo agua potable para hacer hielo.
✓ Lave adecuadamente las frutas y hortalizas que vaya a consumir crudas.
✓ No interrumpa la cadena de frío.
✓ Respete las fechas de caducidad.
✓ Rechace los envases abombados, oxidados o deteriorados.

TEMA 8

LA CONSERVACIÓN Y PREPARACIÓN DE ALIMENTOS

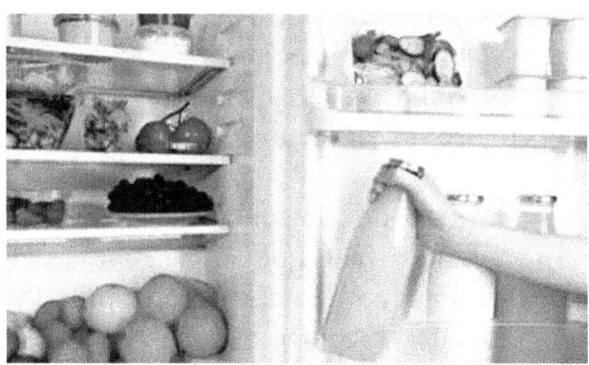

El objetivo de la conservación

El objetivo de la conservación de alimentos es conseguir el control de las diversas reacciones que, por efectos *físicos* (calor, luz), *químicos* (oxidación) *o biológicos* (enzimas, microorganismos, hongos, bacterias), tienen lugar en los alimentos.

En los alimentos, además, pueden originarse alteraciones *mecánicas* causadas por desgarros y golpes, generalmente producidas en el transporte que afectan a la presentación y vida media del producto; *biológicas* derivadas del ataque de los microorganismos y de las enzimas que deterioran el alimento con modificaciones del sabor, del aspecto y de la consistencia además de provocar pérdidas importantes de su valor nutritivo y *físico-químicas* producidas por efecto de la luz, el aire, el calor y la humedad que actúan sobre el alimento. Es un problema a considerar el que gran número de productos alimenticios, al desnaturalizarse fácilmente, no permiten su conservación sin que se alteren sus cualidades originales.

Los procedimientos de conservación de alimentos se apoyan en la utilización de:
- ➤ Elevadas temperaturas que destruyen los microorganismos, esterilización, pasteurización.
- ➤ Bajas temperaturas, refrigeración y congelación que impiden el crecimiento de los microorganismos y retrasan los cambios que lo envejecen.
- ➤ Eliminación del contenido en agua, total o parcial: deshidratación, liofilización.

➤ Adición de sustancias que modifican el medio interno del alimento, vinagre, limón, azúcar, sal.

➤ Adición de microorganismos útiles que originan fermentaciones protectoras como en el caso del yogur o la cuajada.

➤ Uso de aditivos autorizados con diferentes funciones.

➤ Tratamiento con radiaciones ionizantes mediante procedimientos controlados y autorizados que producen los mismos efectos en los alimentos que la esterilización.

Veamos ahora algunos métodos de conservación:

La conservación mediante frío, que se basa en la detención de los procesos químicos enzimáticos y de proliferación bacteriana que se producen en los alimentos a temperatura ambiente. Esta forma de conservación puede ser:

- **Refrigeración**, que somete al alimento a temperaturas entre 0º C y 4ºC y posterior congelación a temperaturas de -18ºC).

- **Congelación** que permite una conservación del alimento durante periodos más prolongados. La denominada *ultracongelación* es una congelación rápida y es el mejor procedimiento de aplicación del frío pues los cristales de hielo que se forman durante el proceso son de pequeño tamaño y no llegan a lesionar los tejidos del alimento.

La conservación mediante la aplicación del calor persigue como objetivo la destrucción de microorganismos perjudiciales y la inactivación de los enzimas. Dependiendo de la temperatura y el tiempo aplicado se obtienen:

- Tratamiento de **pasteurización** que utiliza temperaturas inferiores a 100ºC, entre 65º y 75ºC, durante un tiempo de 20 a 30 minutos, dejándolo enfriar rápidamente (depende del tipo de líquido) para destruir bacterias patógenas que pudiera contener el líquido alimenticio, alterando así lo menos posible la estructura física y sus elementos bioquímicos y deben después ser conservados bajo condiciones de frío. Por ejemplo en derivados de la leche: la pasteurización a baja temperatura se realiza de 60ºC a 70ºC durante 30 minutos, y la pasteurización a alta temperatura se hace de 70ºC a 80ºC durante 20/30 segundos.

- Tratamiento de **esterilización**, en el que se aplican temperaturas superiores a 100ºC para eliminar toda actividad microbiana. Los esterilizados no necesitan el frío y tienen una duración aproximada de seis meses. Se ha desarrollado el procedimiento de esterilización UHT que consiste en aplicar elevadas temperaturas durante cortos tiempos para que el mantenimiento de nutrientes en el alimento sea el máximo y las modificaciones de olor y sabor del producto las mínimas. La esterilización de la leche embotellada se hace tras una depuración y filtrado, así como una normalización de su riqueza en grasa (según sea entera, semidesnatada o desnatada), se calienta en un proceso de pre-esterilización a 140 °C durante unos segundos; se embotella y se esteriliza a 117°C-120°C de 17 a 20 minutos. Este proceso permite la conservación de la leche en botellas herméticamente cerradas y la preparación de bebidas aromáticas a base de leche.

- La uperización consiste en una esterilización sometida a una corriente de vapor de agua recalentado, manteniendo la leche en una corriente turbulenta, a una temperatura de 150°C menos de un segundo, consiguiéndose un periodo mayor de conservación que con la pasteurización

Los métodos de conservación por deshidratación tienen como objeto eliminar el agua de los alimentos impidiendo, de esta forma, el crecimiento de microorganismos y la actividad enzimática. Se puede llevar a cabo una deshidratación:

- **Parcial** del producto, obteniendo alimentos líquidos concentrados como en los extractos de carne, leches evaporadas, zumos concentrados, etc.
- **Total,** reduciendo el alimento a polvo lo que permite una mejor conservación: leche en polvo, sopas instantánea, huevo en polvo, café etc.
- **La liofilización** es la desecación de un producto previamente congelado que mediante sublimación del hielo al vacío se consigue una masa seca, más o menos esponjosa, más o menos estable, que se puede disolver a su vez en agua y que se puede almacenar durante más tiempo al no tener humedad remanente. Es un proceso que permite la máxima conservación de la calidad organoléptica de los alimentos así como de su valor nutritivo.
- **El método de la irradiación** todavía suscita cierta alerta y desconfianza en los consumidores. Consiste en la aplicación sobre el alimento de radiaciones ionizantes bajo un estricto control. Las radiaciones más empleadas son las gammas, obtenidas a partir de la desintegración radioactiva de isótopos de cobalto y cesio. El método es muy eficaz porque prolonga la vida útil de un producto en las mejores condiciones. Existe

un símbolo internacional propuesto para identificar, en el etiquetado, los alimentos que han sido sometidos a un proceso de irradiación. Pero el símbolo no aparece en el etiquetado europeo, aunque si debe mencionarse en la etiqueta que el producto o sus ingredientes han sido irradiados.

En España existe una legislación específica sobre la utilización de radiaciones ionizantes desde la década de los 60 para el tratamiento de patatas y cebollas. En el momento actual existe una Directiva del Parlamento Europeo y del Consejo de Europa 99/2 y 99/3, referida a la aproximación de la legislación de los Estados Miembros sobre alimentos e ingredientes tratados con radiaciones ionizantes, que, en breve, se transformará en legislación nacional, y sólo se permitirá irradiar hierbas aromáticas secas, especias y condimentos vegetales.

Los productos europeos irradiados en el momento actual son, además de patatas y cebollas, hierbas, especias y condimentos vegetales.

La conservación de alimentos mediante envasado en atmósferas protectoras se basa en la sustitución de la atmósfera que rodea el alimento por otra preparada específicamente para cada tipo de producto y que inhibe el crecimiento de microorganismos y ejerce un control sobre las reacciones químicas y enzimáticas indeseables. Actualmente se está aplicando este método extensamente en los denominados productos de cuarta gama (ensaladas y hortalizas troceadas y listas para su preparación y consumo).

Los **métodos de conservación química** están basados en la adición de sustancias que actúan modificando químicamente el producto, por ejemplo disminuyendo el pH.

- **La salazón** consiste en la adición de cloruro sódico, sal común, que inhibe el crecimiento de los microorganismos, la degradación de los sistemas enzimáticos y, por tanto, la velocidad de las reacciones químicas. El alimento obtenido tiene modificaciones de color, sabor, aroma y consistencia.
- **La adición de azúcar** cuando se realiza a elevadas concentraciones permite que los alimentos estén protegidos contra la proliferación microbiana y aumenta sus posibilidades

de conservación, este proceso se lleva a cabo en la elaboración de leche condensada, mermeladas, frutas escarchadas y compotas.

- **El curado** es un método de gran tradición en nuestro país que utiliza, además de la sal común, sales curantes, nitratos y nitritos potásico y sódico, dichas sustancias deben estar muy controladas por la legislación sanitaria para evitar sus efectos adversos, ya que a partir de ellas se forman nitrosaminas que son cancerígenas y pueden constituir un problema para la salud, sin embargo, el uso de estas sustancias es necesario porque impide el crecimiento del *Clostridium botulinium*, un peligroso microorganismo, además de que sirve para estabilizar el color rojo, sonrosado de las carnes.

- **El ahumado** es un procedimiento que utiliza el humo obtenido de la combustión de materias con bajo contenido en resinas o aromas de humo. El humo actúa como esterilizante y antioxidante y confiere un aroma y sabor peculiar al alimento tratado por este método muy del gusto del consumidor. Este procedimiento suele aplicarse tanto en carnes como en pescados. No debe abusarse del consumo de alimentos tratados por este método porque genera sustancias carcinógenas.

- **La acidificación** es un método basado en la reducción del pH del alimento que impide el desarrollo de los microorganismos. Se lleva a cabo añadiendo al alimento sustancias ácidas como el vinagre.

Los aditivos alimentarios

Los aditivos alimentarios se definen, según el Código Alimentario Español, como "aquellas sustancias que pueden ser añadidas intencionadamente a los alimentos y bebidas con el fin de modificar sus caracteres, sus técnicas de elaboración o conservación o para mejorar su adaptación al uso al que son destinados".

Los aditivos alimentarios no tienen como objetivo modificar el valor nutritivo de los alimentos, de tal forma que, por ejemplo, cuando se añade ácido ascórbico a un zumo de fruta con función antioxidante, es decir, para mejorar su conservación, se contempla como aditivo y no como nutriente. Por otra parte, si estas sustancias son eliminadas durante los procesos de transformación o, si son meramente residuales, se consideran auxiliares de fabricación.

Los aditivos alimentarios se diferencian de otros componentes de los alimentos en que se añaden voluntariamente, no pretenden enriquecer el alimento en nutrientes y, solamente, se utilizan para mejorar alguno de los aspectos del alimento, como son el tiempo de conservación, la mejora del sabor, del color, de la textura etc.

Para facilitar su uso, etiquetado y ser reconocibles internacionalmente se nombran mediante un código de una letra (que si son de la normativa europea es la "E") seguida de tres cifras; la cifra de las centenas hace referencia al tipo de aditivos, clasificados en los siguientes cuatro grupos:

1. Colorantes
2. Conservantes
3. Antioxidantes
4. Estabilizantes

Las otras cifras corresponden, además del aditivo, a la familia y a la especie. Las demás categorías son solamente provisionales y tienden a modificarse frecuentemente. En España existen aún aditivos que empiezan por la letra H, lo cual indica que aunque están recogidos en la normativa española, aún no están reconocidos en la europea. Además en nuestro país existen aun dos legislaciones: las Reglamentaciones Técnico Sanitarias sobre aromatizantes y las disposiciones relativas al resto de aditivos distribuidos en veinticuatro categorías.

Funciones de los aditivos
Según la función para la que sirven, se suelen clasificar en:

- Modificadores de los caracteres organolépticos pues influyen sobre el color, sabor y olor como son el caso de los colorantes, potenciadores del sabor, edulcorantes, sustancias aromáticas.
- Estabilizadores de las características físicas: emulgentes, espesantes, antiapelmazantes, ablandadores, reguladores del pH.
- Inhibidores de alteraciones de tipo químico como son los antioxidantes o biológicos.
- Mejoradores y correctores: utilizados en la panificación, vinificación y en la regulación de la maduración de productos cárnicos o del queso.

Vamos a hacer algunos comentarios sobre los más utilizados.

Colorantes

Se utilizan para recuperar el color de los alimentos. El color es de las primeras sensaciones que se perciben del alimento y tradicionalmente ha sido una práctica muy común desde antiguo, siendo el azafrán o la cochinilla de los primeros en utilizarse. El color ha podido perderse durante los tratamientos tecnológicos o durante el almacenamiento. Existen **colorantes naturales**, obtenidos a partir de los pigmentos vegetales como son los carotenoides y las xantofilas, y **colorantes artificiales** que son productos obtenidos por la síntesis química. A título de ejemplo nombraremos los siguientes: Curcumina (E 100), riboflavina (E 101), clorofilas (E 140) y ácido carmínico o Cochinilla (E 120), como colorantes naturales y tartracina (E 102) y amaranto (E 123) entre los colorantes artificiales.

Edulcorantes

Son aditivos que proporcionan sabor dulce a los alimentos y, pueden ser **naturales** como el sorbitol y **artificiales** como la sacarina y el ciclamato. Citaremos como ejemplos siguientes: aspartamo (E 951), ciclamato (E 952) sacarina (E 954) y xilitol (E 967), etc.

Potenciadores de sabor

Son sustancias cuya función es la de reforzar el sabor del alimento. Uno de los más utilizados es el glutamato, en especial el glutamato monosódico, que se usa añadiéndole a caldos, salsas y platos precocinados. Este aditivo puede plantear problemas en personas sensibles cuando consumen elevadas cantidades de alimentos que lo contengan. A esta intolerancia se la conoce con el nombre del "síndrome del restaurante chino". Por ejemplo: glutamato monosódico (E 621), glutamato monopotásico (E 622) y glutamato cálcico (E 623) etc.

Agentes aromatizantes

Son aquellas sustancias que se añaden a los alimentos y bebidas para proporcionarles un aroma nuevo o corregir el propio. Pueden obtenerse de extractos naturales vegetales.

Conservantes

Son sustancias que se añaden al alimento con el fin de mantener su estabilidad y seguridad microbiológica. Retardan o inhiben los procesos de alteración. Entre los conservantes inorgánicos se encuentran los nitratos y nitritos utilizados como antimicrobianos y para el curado de productos cárnicos pues los protegen del *Clostridium botulinum*. Los nitratos, no obstante pueden dar lugar a la formación de nitrosaminas que son potencialmente cancerígenas y este hecho ha obligado a una estricta regulación de su uso. Los sulfitos se utilizan para el control de los procesos de fermentación. Citamos a título de ejemplo: nitrito potásico (E 249), nitrito sódico (E 250), anhídrido sulfuroso (E 220), acido sórbico (E 200), acido acético (E 260), acido málico (E 296), etc.

Antioxidantes

Son sustancias que se añaden a los alimentos para frenar los procesos de oxidación provocados por la luz, el oxígeno y el contacto con los metales. El ácido ascórbico es un antioxidante natural. Por ejemplo: acido sórbico (E 300), alfa tocoferol (E 307), extractos de origen natural ricos en tocoferoles (E 306), acido tartárico (E 334).

Estabilizadores

Los emulsionantes, espesantes, gelificantes se utilizan para mantener el aspecto y textura de salsas, cremas, batidos, helados y los más usuales son el agar-agar, las pectinas, goma guar, almidones modificados etc. Por ejemplo: ácido algínico (E 400), agar-agar (E 406). Goma guar (E 412), sorbitol (E 420), manitol (E 421), glicerol (E 422)

Correctores de la acidez

Entre los correctores del pH se destaca el carbonato de sodio, potasio y magnesio. El uso de aditivos está regulado por ley y en el Código Alimentario Español y las Reglamentaciones Técnico Sanitarias que lo desarrollan y fijan las condiciones generales para su autorización.

España tiene las denominadas "Listas positivas" donde se reúnen todos aquellos aditivos que la ley permite y que van actualizándose a lo largo del tiempo en función de los nuevos conocimientos.

Existe además una referencia internacional dada por el "Comité Mixto FAO/OMS de Expertos en Aditivos alimentarios" que evalúa estos productos y revisa su seguridad. De esta forma las Directivas Europeas que, posteriormente, se incorporan a la legislación nacional de los Estados miembros, gozan de la máxima seguridad.

Con el fin de controlar al máximo la dosis incorporada de aditivos al alimento, se ha establecido el IDA (Ingesta Diaria Admisible o Dosis Diaria Aceptable) que expresa en miligramos el aditivo por Kg de peso corporal, es decir la dosis que el ser humano puede consumir durante un periodo prolongado, incluso durante toda la vida sin peligro para la salud.

Pese a todas estas garantías, el Código Alimentario Español sólo contempla la utilización de aditivos si:
- Existe una necesidad manifiesta y representa una mejora evidente sobre las condiciones de los alimentos.
- Se ha comprobado experimentalmente que su uso está exento de peligro para el consumidor.
- Reúnen las debidas condiciones de pureza.
- Pueden identificarse en los alimentos mediante métodos analíticos sencillos.

Se prohíbe la utilización de aditivos siempre que exista la posibilidad de lograr los mismos efectos por otros métodos, si puede provocar engaño al consumidor por enmascarar la verdadera calidad del alimento, si disminuye el valor nutritivo de los alimentos, o si los alimentos a los que se agregan pueden ser una parte importante de la ración de grupos vulnerables (lactantes, niños).

El consumidor reacciona frente a los aditivos muy negativamente pues, pese a las indudables ventajas y beneficios que tiene su utilización responsable y con el máximo respeto a las normas que fija la ley, los consumidores no dejan de mostrar su recelo hasta el punto de que la publicidad ha utilizado como apoyo a sus campañas expresiones como "sin colorantes ni conservantes" "sin aditivos".

A nuestro juicio, no parece justificarse una posición extrema ya que por una parte el consumidor desea obtener buena calidad al mejor precio, fácil conservación y preparación culinaria de los alimentos y una mínima modificación de los productos en el tiempo, sin deterioro de su sabor, color y blandura. Para conseguirlo las empresas agroalimentarias se ven forzadas a utilizar aditivos alimentarios en el marco de lo que la ley vigente les permite.

Es importante, por tanto, una legislación rigurosa y actualizada que garantice en todo momento la seguridad alimentaria a los consumidores.

La preparación de alimentos
Muchos de los alimentos de uso común no serían comestibles, ni podrían aprovecharse de ellos las sustancias nutritivas, si no se sometieran a los diferentes procesos de preparación y cocción, de ahí

la importancia de la preparación culinaria, que debe ser el mayor apoyo de la nutrición puesto que los alimentos mal presentados y preparados, tienen pocas posibilidades de ser aceptados y consumidos, aunque sean excelentes fuentes de nutrientes.

Los gérmenes pueden encontrarse en el alimento procedentes de animales en los que se han reproducido o, debido al proceso de transporte, elaboración o conservación, siendo entonces el propio alimento vehículo de infección.

Los gérmenes requieren para reproducirse las mismas sustancias nutritivas que los animales y el hombre. Por eso, los alimentos, en su mayoría, resultan muy adecuados. Cuanto más nutritivos sean éstos mejor se desarrollan los gérmenes, en especial si se encuentran en ambientes húmedos y cálidos. La temperatura óptima para el crecimiento de la mayoría de los gérmenes nocivos para el hombre oscila entre 20 y 40 grados, es decir la temperatura ambiente. De ahí la importancia de la higiene en el medio donde se manipulan alimentos, en los utensilios con que se preparan y sirven, así como de la propia persona que los maneja.

Una gran mayoría de los alimentos habituales necesitan de la acción del calor para ser comestibles. Los diferentes métodos de preparación (hervido, guisado, la plancha, el horno convencional, los fritos etc.), cuando se aplican sobre los vegetales ablandan la celulosa, coagulan las proteínas, gelatinizan los granos de almidón y disuelven los azúcares y las sales minerales.

La cocción permite que el organismo pueda aprovechar mejor determinados nutrientes, por ejemplo en el huevo solo se absorben un cincuenta por ciento de sus nutrientes al consumirlo crudo pero al cocinarlos se asimilan todos.

Hay alimentos como las verduras y las hortalizas que son muy sensibles a las pérdidas de nutrientes cuando no se les trata convenientemente. Para que una verdura mantenga su valor nutritivo hay que cocinarla en poca agua, durante poco tiempo y con la olla cerrada, de esta forma las pérdidas por oxidación, por tiempos prolongados de cocción o por disolución en el agua serán mínimas.

Los zumos de fruta deberán prepararse y consumirse de inmediato, si es posible, con el fin de procurar la menor pérdida posible de vitamina C. Además se conservarán en frío, en recipiente opaco y tapados pues de esta forma la luz, el oxígeno del aire y las altas temperaturas no los deterioran.

La preparación de carnes pescados y huevos plantea menos problemas, respecto a las pérdidas de nutrientes pues suelen prepararse fritos, a la plancha, a la parrilla y en cocciones rápidas.

El aceite de oliva, grasa habitual en nuestro país para preparar los fritos es la grasa de mejores cualidades nutritivas y culinarias ya que su composición en nutrientes protege de las enfermedades cardiovasculares y, su respuesta a las altas temperaturas, que se alcanzan al freír, es, sin duda alguna, la mejor entre las grasas utilizadas.

En las recientes *Recomendaciones para la prevención del cáncer* se alude a la importancia de elegir adecuadamente los métodos de preparación de alimentos así como la frecuencia de su uso, con el fin de evitar la ingesta de sustancias que contribuyan a la potencial aparición de cánceres de estómago y de colon. En este sentido, se señala la necesidad de evitar el consumo de alimentos excesivamente tostados al freírlos o asarlos en la plancha, parrilla o barbacoa, o la acción directa del fuego sobre el producto. Se propone el uso de formas de cocinado alternativo como son guisos, cocidos, al vapor y se aconseja evitar la sobrecocción y el requemado de los alimentos.

Nos parece oportuno hacer una alusión, dentro de los procedimientos de preparación de alimentos utilizados con frecuencia en la actualidad, al *Horno de microondas*. Este horno ha sido junto con el frigorífico y el congelador uno de los elementos que más ha revolucionado la forma de cocinar. La preparación de alimentos mediante el microondas tiene diferencias claras con los procedimientos tradicionales de cocción. El producto se cocina por absorción de las ondas electromagnéticas emitidas por la lámpara del horno denominada "magnetrón". Es el aparato de calentamiento y cocción más rápido. Se diferencia del horno convencional en que el calor se transmite por conducción de fuera a dentro, en que en el microondas el calor se origina en el interior y se transmite de dentro hacia fuera del alimento y siempre a menor temperatura, por eso, el alimento no se quema.

Para conseguir el tueste exterior del alimento algunos hornos microondas añaden entre sus funciones la de "grill". Este horno además de conseguir una mayor rapidez en la elaboración, consigue una mejor distribución del calor y, sobre todo, más homogénea.

Todo ello repercute en un ahorro de tiempo de hasta un 80% y de energía del orden del 30-35%, dependiendo de la cantidad de alimento a cocinar y de su propia naturaleza (los alimentos grasos, por ejemplo, se cuecen antes). Otra característica importante de este horno es la posibilidad de ser utilizado para descongelar o simplemente para calentar los alimentos.

Las ventajas ligadas al uso del microondas están en relación con la limpieza, la rapidez y facilidad de uso (la utilización de envases de cerámica, vidrio y plásticos especiales permite servir los alimentos en el mismo recipiente) y la buena retención de los valores nutritivos del alimento.

Una de sus mejores características es la recuperación de los productos congelados (platos precocinados o cocinados totalmente) pues se producen las menores pérdidas nutritivas posibles y el sabor es muy aceptable. Es un buen elemento para una cocina diferida y para reducir el tiempo del horno convencional en un uso conjunto de ambos hornos.

El uso del microondas no elimina sino permite complementar otro tipo de preparaciones culinarias tradicionales que tienen ventajas en el desarrollo de sabor, aroma y creación de texturas muy apetitosas, no conseguidas en el horno microondas.

TEMA 9

LOS CUIDADORES

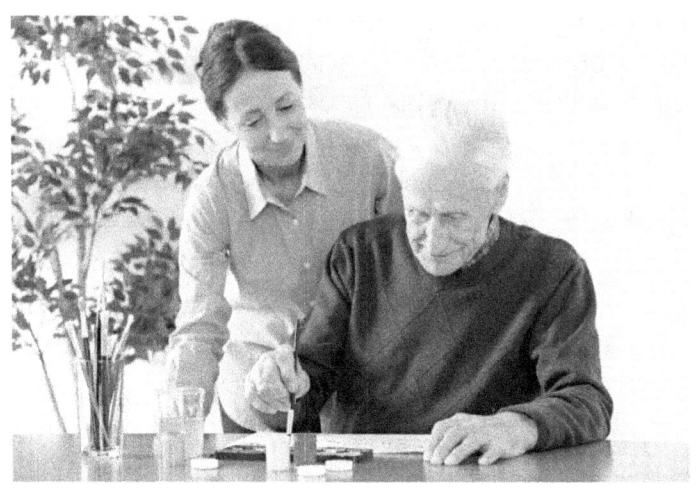

Introducción

Cuidar en la casa a una persona que padece de la enfermedad de Alzheimer es una tarea difícil y puede volverse a veces agobiante. Cada día trae nuevos desafíos en la medida en que la persona que atiende a un enfermo tiene que enfrentarse a los cambios en el nivel de capacidad y en los nuevos patrones de conducta del enfermo. Las investigaciones han demostrado que las personas que se dedican a esta clase de atención tienen frecuentemente mayor riesgo de sufrir depresión y otras enfermedades, sobre todo si no reciben un apoyo adecuado de la familia, los amigos y la comunidad.

Uno de los mayores problemas que enfrentan las personas dedicadas a estos cuidados es el comportamiento difícil de las personas que están atendiendo. Actividades básicas de la vida diaria tales como bañarse, vestirse o comer frecuentemente se convierten en tareas difíciles de manejar tanto para la persona con la enfermedad de Alzheimer como para quien la atiende. Planear las actividades del día puede facilitar las tareas de las personas que se dedican a estos cuidados. Para muchas de estas personas, es necesario utilizar estrategias para el manejo de conductas difíciles y situaciones estresantes. La siguiente es una lista de sugerencias para enfrentar dificultades en la atención de una persona que sufre de la enfermedad de Alzheimer.

Fases de adaptación de los cuidadores

A pesar de que las circunstancias que rodean a cada situación de cuidado son distintas y que el proceso de "ajuste" a la nueva situación varía de un cuidador a otro, se pueden distinguir una serie de fases de adaptación al cuidado que son experimentadas por la mayoría de los cuidadores. No obstante, dada la gran variedad que existe entre las personas, es probable que estas fases no se produzcan en todos los casos.

Fase 1: negación o falta de conciencia del problema

En los primeros momentos del proceso de enfrentarse a la enfermedad crónica de una persona del entorno familiar es frecuente que se utilice la **negación** como un medio para controlar miedos y ansiedades. Así, es común encontrarse con que la persona se niega a aceptar las evidencias de que su familiar padece una enfermedad (o varias) que le lleva a necesitar la ayuda de otras personas para mantener su adaptación al medio. Otra forma de negar el problema es evitar hablar del deterioro o incapacidad del familiar enfermo.

Este estadio es, normalmente, temporal. Conforme el tiempo pasa y las dificultades de la persona enferma para mantener su autonomía funcional se hacen más evidentes, empieza a hacerse cada vez más difícil creer que el paciente está "simplemente distraído" o que se trata de una "enfermedad temporal".

Fase 2: búsqueda de información y surgimiento de sentimientos difíciles

A medida que la persona que proporciona los cuidados va aceptando la realidad de la situación de dependencia, empieza a darse cuenta de que la enfermedad de su familiar no sólo va a influir en la vida de éste, sino que también va a alterar profundamente su propia vida y la de las personas que le rodean.

En esta fase, los cuidadores suelen comenzar a buscar información para aprender lo máximo posible acerca del trastorno o trastornos que sufre su familiar y sobre sus posibles causas. Buscar información es, pues, una estrategia básica de afrontamiento.

En este momento son muy comunes entre los cuidadores los sentimientos de "malestar" por la injusticia que supone el que les haya "tocado" a ellos vivir esa situación. El enfado, o, en su versión más intensa, la ira, son respuestas humanas completamente normales en situaciones de pérdida del control de la propia vida y sus circunstancias. Existen en la vida, desgraciadamente, algunos hechos negativos que son inevitables y que no se pueden cambiar, y son situaciones de este tipo las que típicamente afrontan los cuidadores de personas mayores.

A medida que aumenta la intensidad de la dependencia funcional del familiar enfermo, se incrementa la pérdida de control por parte de los cuidadores, con el consiguiente incremento en frecuencia e intensidad de sus sentimientos de ira, enfado y frustración.

Estos sentimientos son, en estos casos, especialmente difíciles de manejar, debido a que los cuidadores no saben identificar bien cuál es el objeto de su malestar: ¿su familiar mayor necesitado de ayuda, el profesional de la salud hacia el que se vuelve en busca de ayuda, los demás familiares que permanecen algo más alejados o menos implicados en la situación? Las consecuencias más frecuentes de esta "cólera sin objeto" son los sentimientos de culpa.

Sobrellevar los sentimientos de ira y de culpa sin tener medios adecuados para expresarlos puede ser muy destructivo para la persona. Es aconsejable que la persona que cuida *"tome conciencia"* de estos sentimientos y pueda hablar de ellos de manera clara y sincera con alguna persona de su confianza.

Fase 3: reorganización

Conforme pasa el tiempo, los sentimientos de ira y enfado pueden continuar. Una relación esencial para la persona- una esposa, un padre o una madre- "se ha perdido". La vida ha perdido el sentido habitual hasta ese momento y las nuevas responsabilidades crean una carga pesada para la persona que cuida.

Sin embargo, algo de control se va ganando en esta etapa. Contando ya con la información y recursos externos de ayuda, con la voluntad de la familia para compartir la responsabilidad y con una idea más precisa de los problemas a los que hay que enfrentarse, la persona que cuida dispondrá de las herramientas necesarias para afrontar adecuadamente la situación del cuidado. Este período de reorganización tendrá como resultado el desarrollo de un patrón de vida más normal. La persona que proporciona los cuidados se sentirá progresivamente con más control sobre la situación y aceptará mejor estos cambios en su vida.

Fase 4: resolución

Con ese aumento del control sobre su situación y el reconocimiento de que como cuidador/a será capaz de manejar y sobrellevar los cambios y desafíos que supone y supondrá la situación de cuidado, surge un nuevo período de adaptación que, desgraciadamente, no es alcanzado por todos los cuidadores. En este estadio del cuidado, los cuidadores son más capaces de manejar con éxito las demandas de la situación, siendo más diestros en la expresión de sus emociones, especialmente la tristeza y la pena.

En este punto, los cuidadores ...
- ✓ Aprenden a cuidar mejor de sí mismos.
- ✓ Están más dispuestos a buscar la ayuda de otras personas con experiencias similares.
- ✓ Suelen hacerse, en esta fase, más independientes, dedicando más tiempo a realizar actividades recreativas y sociales.
- ✓ Pueden buscar y encontrar otras fuentes de apoyo emocional, tales como reforzar las amistades o crear nuevos amigos.

¿Cuándo es dependiente una persona?

Cuando presenta una pérdida más o menos importante de su autonomía funcional y necesita de la ayuda de otras personas para poder desenvolverse en su vida diaria.

¿Cuáles son las causas de la dependencia?
- Factores físicos.
- Factores psicológicos.
- Factores contextuales.

La autonomía y la autoestima

Los factores contextuales como el ambiente físico en el que vive la persona dependiente o las actitudes y la forma de actuar de los familiares y otras personas cercanas ante el deterioro de la salud de la persona, también tiene una gran influencia sobre el grado de autoestima e independencia que ésta muestra.

¿Cómo se estimula la autoestima?
- ➤ Acondicionando el entorno.
- ➤ Evitando ayudas innecesarias.
- ➤ Preparando actividades que faciliten la autonomía.
- ➤ Fomentando el trato que favorezca la autonomía
- ➤ Observando los comportamientos que favorezcan la autonomía.

- ➢ Premiando la autonomía.
- ➢ Reaccionando ante las objeciones y dificultades de la persona dependiente.
- ➢ Potenciando la autoestima del entorno familiar.

Cuestionario para promover la autoestima

A la hora de promover la autoestima en el baño, el vestido, la alimentación y el nivel de actividad en general, debe poder responder afirmativamente a las siguientes cuestiones:

- ✓ ¿Es el entorno físico adecuado para que realice la actividad?
- ✓ Se realiza la actividad respetando la rutina habitual para que la persona dependiente pueda anticiparla?
- ✓ ¿Se tiene en cuenta su opinión en los cambios en su vida cotidiana?
- ✓ ¿Se conoce qué es lo que puede hacer la persona dependiente sin ayuda o con ayuda mínima?
- ✓ ¿Está haciendo sin ayuda todo lo que puede hacer por sí misma?
- ✓ ¿Se le está dando sólo la ayuda necesaria cuando la necesita?
- ✓ ¿Se le está animando a realizar todos los comportamientos que implican autonomía?

Gravedad de la enfermedad y trastornos del comportamiento

Numerosos trabajos no encuentran relación entre severidad de la enfermedad y los niveles de estrés de los familiares y encuentran que el nivel cognitivo del paciente se relacionaba más con el impacto que con la sobrecarga. El concepto de "sobrecarga" hace referencia a la vivencia subjetiva de los cuidadores y el concepto de "impacto" es más objetivo, y hace referencia que comprende las modificaciones de la vida diaria del cuidador como consecuencia de los cuidados.

Algunos autores han informado de la asociación de la gravedad de la enfermedad con la salud y bienestar de los cuidadores sólo se producía si la progresión de la enfermedad conllevaba determinadas consecuencias en la vida del cuidador. Vivir en el mismo domicilio y la prolongación de la necesidad de cuidados, potenciaban la gravedad de la enfermedad, con mayor afectación en la salud de los cuidadores.

La presencia de trastornos de la conducta se asocia de forma inversa con el estado de salud del cuidador. Son muy importantes los servicios de día para disminuir la sobrecarga de los familiares. La sobrecarga del cuidador se asocia más con la gravedad de los trastornos del comportamiento que con el deterioro cognitivo.

Situaciones difíciles
Durante el cuidado de un enfermo de Alzheimer pueden aparecer determinadas situaciones que pueden suponer una mayor dificultad para la convivencia familiar e, incluso, ocasionalmente, un peligro potencial tanto para la persona que recibe los cuidados como para la que la cuida.

¿Qué se entiende por comportamientos problemáticos?
Todas aquellas alteraciones del comportamiento que pueden presentarse durante la experiencia de cuidado y que, por un motivo o por otro, pueden suponer una dificultad, un riesgo o peligro tanto para la persona que recibe los cuidados como para la que cuida.

¿Cuáles son las causas de estos comportamientos?
- Enfermedad o dolor.
- Problemas sensoriales (falta de visión o audición)
- Efectos secundarios de alguna medicación.
- Problemas psicológicos (ansiedad, depresión)
- Sentimientos de malestar o frustración.
- Ambiente (infraestimulación o sobreestimulación)
- Factores sociales: tratar a las personas como si fuesen niños, sordos, incapaces, etc.
- Incapacidad de expresar sentimientos y necesidades que no pueden ser verbalizados adecuadamente.
- Exceso de incapacidad.

Tipos de comportamientos problemáticos
- Deambulación.
- Incontinencia
- Enfado y agresividad.
- Problemas de sueño.
- Aislamiento y tristeza.

¿Qué hacer para prevenir y reducir la agresividad?
- No utilizar la medicación como primera medida.
- Consultar con el médico.
- Fomentar la independencia.
- Mantener rutinas en la vida diaria.
- Plantear objetivos realistas.

- Realizar ejercicio
- Atender a las expresiones no verbales.
- Ignorar la agresividad.
- Premiar la amabilidad

¿Qué acciones no son aconsejables?
- Reacciones impulsivas.
- Enfrentamientos
- Gritar.
- Contactos imprevistos.
- Sentimientos de alarma.
- Ayudas múltiples.
- Provocaciones.
- Restricciones físicas

Tipo de relación

Se ha encontrado una relación inversa entre la proximidad de la relación y el grado de estrés, siendo la tensión emocional menor en los hijos que en los esposos y en los cuidadores no familiares que en los familiares. Los familiares de primer grado tienen mayor probabilidad de padecer depresión que los amigos o familiares más lejanos.

En general, los hombres asumen el papel de cuidadores sólo en ausencia de una mujer disponible. Este hecho se ha explicado por la tradicional asunción de tareas de cuidado por parte de las mujeres, mayor lazo emocional con la familia de origen y la mayor flexibilidad a la hora de disponer del tiempo libre. La implicación emocional de las mujeres suele ser mayor, mayor también de los niveles de sobrecarga o de síntomas psiquiátricos, al menos al principio del diagnóstico.

Estilo cognitivo y mecanismos de afrontamiento

Se considera más probable que los cuidadores sufran depresión y ansiedad si tienen la sensación de tener poco control sobre la conducta de sus familiares enfermos y sobre sus reacciones emocionales. La percepción que tiene el cuidador sobre la efectividad de su estrategia en el cuidado, influye en su autoestima y su salud mental.

Se realizó un estudio que analizaba la relación entre la personalidad y las estrategias de afrontamiento de 50 cuidadores, esposas de ancianos con demencia. Solamente el neuroticismo y la extroversión se consideraron como predictores de estrategias de comportamiento. Se encontraron diferentes estrategias:

Neuroticismo:
- Estrategias centradas en las emociones.
- Menos frecuencia de estrategias centradas en las emociones.
- Experimentan más sobrecarga y manifiestan más quejas sobre su estado de salud.

Extroversión:
- Estrategias de búsqueda de apoyo social.
- Menor frecuencia de estrategias centradas en las emociones.

La utilidad de los recursos sociales

Conocer las necesidades de los familiares de ancianos con demencias ha hecho que se desarrollaran programas asistenciales dirigidos a apoyarles en su labor. Estos programas deben tener como objetivos fundamentales la reducción de la sobrecarga y el aumentar el tiempo libre disponible para el cuidador.

Reaccionando ante el diagnóstico

Descubrir que un ser querido tiene la enfermedad de Alzheimer puede ser estresante, aterrador y abrumador. Las siguientes sugerencias le pueden ayudar para empezar a enfrentar la situación:

- ✓ Hágale al médico todas las preguntas que usted tenga sobre la enfermedad de Alzheimer. Averigüe sobre los tratamientos que puedan obrar mejor para aliviar los síntomas o manejar los problemas de conducta.
- ✓ Póngase en contacto con organizaciones que tengan que ver con esta enfermedad, para obtener más información acerca de la enfermedad, opciones de tratamiento y recursos para la atención de los enfermos. Algunos grupos comunitarios le pueden ofrecer clases para enseñarle cómo atender al enfermo, cómo resolver problemas y habilidades para manejar la situación.
- ✓ Busque un grupo de apoyo en el que usted pueda compartir sus sentimientos y preocupaciones. Los miembros de los grupos de apoyo tienen a menudo ideas útiles o conocen recursos prácticos basados en sus propias experiencias. Los grupos de apoyo en la Internet permiten que las personas que atienden a enfermos puedan recibir apoyo sin tener que salir de la casa.

- ✓ Analice su jornada diaria para identificar si usted puede desarrollar una rutina más fácil. Si hay momentos durante el día en que la persona con la enfermedad de Alzheimer está menos confundida o coopera más fácilmente, planee su rutina para sacarle el mayor provecho posible a esos momentos. Recuerde que la manera cómo la persona se desempeña puede cambiar de un día para otro, así que trate de ser flexible y adapte su rutina en la medida que sea necesario.
- ✓ Considere la alternativa de utilizar centros para el cuidado diario de adultos o servicios que permiten un descanso de las diarias exigencias de atender un enfermo. Estos servicios le permiten descansar, sabiendo que mientras tanto la persona que sufre esta enfermedad está siendo bien cuidada.
- ✓ Comience a hacer planes para el futuro, estos pueden incluir poner en orden los documentos financieros y legales, investigar sobre opciones de cuidado a largo plazo y determinar qué servicios cubre el seguro de salud.

Comunicación

La enfermedad de Alzheimer deteriora también de manera progresiva la capacidad de utilizar y comprender el lenguaje, produciendo una pérdida constante de vocabulario.Tratar de comunicarse con una persona que sufre de la enfermedad de Alzheimer puede convertirse en un reto. Comprender y ser entendido puede ser muy difícil.

Recomendaciones
- ✓ Hacer coincidir la comunicación verbal y no verbal.
- ✓ Transmitir sensación de seguridad. Hablar de forma suave y pausada.
- ✓ Gesticular poco a poco.
- ✓ No poner nerviosa a la persona.

El enfermo de Alzheimer es muy sensible al interpretar el estado de ánimo de los demás y su estado de se ve muy afectado por el estado de humor de las personas que le rodean. Por ello es conveniente tener en cuenta lo siguiente:
- ✓ Tener un contacto físico directo amable y cariñoso con él le transmite seguridad.
- ✓ Adecuar el lenguaje a las constantes y cambiantes limitaciones que la enfermedad impone.
- ✓ Los comentarios realizados con sentido del humor suelen ser más eficaces que el uso de imperativos.

- ✓ Aunque la capacidad de entender y seguir las conversaciones haya disminuido, es importante incluir al enfermo y que él, de alguna manera, pueda participar.
- ✓ Ante cuestiones o preguntas sin sentido, evite la discusión; es mejor cambiar de tema o seguirle la corriente.
- ✓ Hablar en sitios donde no haya demasiadas distracciones ni ruido de fondo.
- ✓ Utilizar frases cortas y concretas.
- ✓ Vocabulario sencillo.
- ✓ Déjele tiempo para pensar.
- ✓ Intentar enseñarle visualmente lo que le quiere decir.
- ✓ Poner atención al tono emocional con que habla.
- ✓ Mantener la calma y ser pacientes.
- ✓ No discutir ni dar órdenes.
- ✓ Es mejor decirle las cosas en positivo que en negativo.
- ✓ No haga preguntas directas que requieran buena memoria para responderlas.
- ✓ Escoja palabras sencillas, frases cortas y utilice un tono de voz amable y tranquilo.
- ✓ Evite hablarle a la persona que sufre de la enfermedad de Alzheimer como si fuera un bebé o hablar de ella como si no estuviera allí.
- ✓ Reducir las distracciones y los ruidos - como la televisión o la radio - ayudan a la persona a concentrarse en lo que usted le está diciendo.
- ✓ Llame a la persona por su nombre, asegurándose antes de hablar que ella le esté prestando atención.
- ✓ Permítale que se tome el tiempo suficiente para responder. Tenga cuidado de no interrumpirle.
- ✓ Si la persona con la enfermedad de Alzheimer está esforzándose para encontrar una palabra o comunicar un pensamiento, trate amablemente de proporcionarle la palabra que está buscando.
- ✓ Trate de presentar las preguntas e instrucciones de una manera positiva.

Cuidados en el hogar

La preocupación por una persona querida afectada por la enfermedad de Alzheimer puede ser uno de los desafíos más grandes por el que una familia puede pasar. Hasta hace poco, la información sobre cómo convivir con un enfermo de Alzheimer en su casa ha sido muy escasa.

Vamos a intentar proporcionar la información básica necesaria para ayudar a modificar el hogar para cuidar a una persona con Alzheimer. El propósito es facilitar a los familiares y el personal sanitario la información necesaria para crear un ambiente más seguro y acogedor.

La enfermedad de Alzheimer afecta al cerebro y su capacidad de procesar la información. Cada caso es distinto. Usted no debería esperar razonamientos lógicos de una persona que pierde su capacidad de pensar y razonar. No hay ninguna regla y cada sugerencia debe ser revisada en detalle según su situación, necesidad y la capacidad de su familiar.

Ya que cada persona experimenta el Alzheimer de manera diferente, los esfuerzos de hoy podrían no ser válidos mañana. Las decisiones que son eficaces un día pueden no serlo al siguiente. Las medidas de seguridad a prueba de niños son prácticas, pero recuerde que han sido diseñadas para niños, no destinadas a adultos. La persona encargada del cuidado del enfermo debe analizar constantemente su trabajo y adaptarlo a las nuevas necesidades que surjan.

Adapte el hogar para todos los miembros de familia
Las modificaciones que realice en su hogar tienen que garantizar que todos los familiares estén seguros y cómodos. Esto incluye a la persona con Alzheimer, el cuidador, el resto de la familia y demás personas que le visiten. Ante todo en la casa hay que:

Evitar las caídas
Para ello deberá tenerse en cuenta lo siguiente:
- ✓ Eliminar alfombras, o felpudos: quitarlos o fijarlos al suelo sobre todo en el cuarto de baño y en su dormitorio.
- ✓ Cables eléctricos: acortar los cables eléctricos para que no arrastren por el suelo.
- ✓ Muebles con picos sobresalientes o con cristales: eliminarlos o acolchar los salientes sobre los que se pueda herir el enfermo.
- ✓ Eliminar las sillas inseguras o aquellas de las que sea difícil levantarse.
- ✓ Quitar de los pasillos todos los obstáculos que puedan dificultar la circulación: sillas, armarios... sobre todo para evitar caídas nocturnas.
- ✓ Si existe una escalera en el domicilio, tomar la precaución de fijar bandas antideslizantes sobre el borde de los escalones.

Poner una barrera al principio o al final de la escalera para impedir el paso al hueco de la misma.

✓ Asegurarse de que las habitaciones tengan una buena iluminación durante el día y que algunas de ellas estén equipadas de lámparas durante la noche.

Evitar los accidentes

Para ello, deberá guardarse bajo llave:

- Aparatos electrodomésticos: batidoras, secador, tostador...
- Cerillas y mecheros...
- Llaves de automóvil: no dejarlas nunca a mano.
- Productos tóxicos o peligrosos: lejías detergentes, pinturas, disolventes, insecticidas, medicamentos

Además:

- Quitar los cerrojos interiores de manera que el enfermo no pueda encerrarse.
- Las puertas que den al exterior y las ventanas deberán estar provistas de un dispositivo de seguridad que impidan al enfermo abrirlas sin ayuda.
- No dejarle coger pequeños objetos (botones, agujas...) que pueda tragar.
- Los radiadores deben estar provistos de una rejilla de protección, o sus llaves bloqueadas en una posición intermedia que evite que el familiar pueda quemarse. A menudo, no se da cuenta del calor, lo que puede ocasionarle quemaduras graves. Con el mismo fin, se tendrá cuidado en: Regular el calentador del agua a una temperatura determinada, para evitar el agua demasiado caliente.

Organizar el espacio donde vive

El espacio donde vive no debe estar sobrecargado de muebles, objetos o adornos. Simplificar las cosas de manera que deje espacio por donde pueda andar libremente de un lado a otro sin tropezar y sin tirar las cosas:

- Evitar el ruido y la confusión: apagar la radio o la televisión cuando se acabe la emisión. Evitar la música estruendosa, pero respetando los gustos del enfermo. No sirve de nada aburrirle con música clásica si nunca le ha gustado.
- Quitar o cubrir los espejos. Al verse, puede no reconocerse y pensar que se trata de un extraño. Su miedo y angustia se acrecentarán.

- Conservar sólo los objetos de uso cotidiano y **siempre en el mismo sitio**. El desorden no hace más que aumentar su confusión.
- Colocar un reloj grande en la pared, así como un calendario de gran formato donde poder marcar los días.
- Señalar los recorridos.
- Utilizar carteles con dibujos sencillos para recordarle donde se encuentran las cosas.

Arreglar su dormitorio

En su habitación, la organización debe ser tan sencilla como sea posible para facilitarle la vida:

- Quitar todos los adornos, revistas, objetos que sean susceptibles de distraerle.
- Fijar la lámpara de la mesilla de manera que pueda encenderla y apagarla sin tirarla.
- Rehacer su armario basándose en:
    - Guardar solamente la ropa indispensable. Evitarle tener que elegir. Escoja por él.
    - Seleccionar la ropa que sea fácil de poner y quitar; con cierres de velcro mejor que botones, chandal de una pieza, polos cerrados mejor que camisas, zapatos sin cordones, ropas que puedan ponerse al derecho o al revés.

Las habitaciones peligrosas:

La cocina

Los puntos peligrosos de la cocina son:

- La cocina (sobre todo si es de gas) y el horno: tratar de que queden inutilizables cuando no las use.
- El calentador: bloquearlo en posición intermedia para evitar que salga agua demasiado caliente.
- El frigorífico: equiparlo con una cerradura, hay que evitar que coma sin control cuando esté solo.
- Productos de limpieza: guardarlos bajo llave.
- Cuchillos y objetos cortantes: Ponerlos fuera del alcance.
- Vajilla: equipar la cocina con vajillas de plástico, irrompibles.

El cuarto de baño

El equipamiento del cuarto de baño ha de centrarse en:

- La bañera: debe llevar tiras antideslizantes pegadas en el fondo. Agarradera que facilite la entrada o la salida de la

misma. Quitar la alfombrilla de baño sobre la que pueda resbalarse.
- La ducha: tiras antideslizantes en el suelo. Barras laterales para agarrarse.
- El botiquín: vaciarle todos los medicamentos.
- Útiles de aseo: reducidos al mínimo (toalla, cepillo de dientes, tubo dentífrico, jabón) y siempre en el mismo sitio.
- Luz nocturna permanente.
- Utilizar una silla de baño.

Zonas de peligro
Ciertas áreas de la casa deben ser inaccesibles a la persona con Alzheimer. Estos espacios son el garaje, el sótano y armarios que contengan artículos frágiles, peligrosos o de valor. Las puertas que conducen a estas áreas restringidas y al exterior deberían estar cerradas y con algún tipo de sistema de alarma.

Zona del cuidador o cuidadora
La segunda área especialmente cuidada debe ser la que ocupa la persona encargada del cuidado del enfermo. La persona que esté cuidando a alguien con Alzheimer debería tener un área de descanso para sí mismo. Los cuidadores se pueden hartar y por eso necesitan relajarse y tener tiempo para cuidarse ellos, solo, mientras alguien más proporciona el cuidado al enfermo.

La zona segura
Finalmente, el resto del hogar debería ser accesible a la persona con la enfermedad de Alzheimer. Tiene que haber zonas de libre circulación para el enfermo. Se deberán poner enchufes "a prueba de niños" y no debería de haber ningún tipo de medicamento a su alcance, ni herramientas peligrosas, sustancias químicas, así como documentos importantes, cuentas bancarias y objetos de valor o frágiles.

Dentro del hogar
La máxima seguridad en la casa es crítica y usted tendrá que examinar cada situación a fondo. Recuerde que tarde o temprano gente con Alzheimer perderá su capacidad de pensar razonablemente. Por ejemplo, un enchufe eléctrico puede parecer ser un agujero curioso para explorar u ocultar algo, como un bolígrafo de metal. Hasta un acuario, que combina el agua y la electricidad, puede crear una situación mortal.

Asegúrese que las ventanas y puertas del balcón estén cerradas (si usted vive en un primer piso). A menudo la persona no comprende que vive sobre una primera planta, aunque esto es obvio para usted. Abrazaderas para ventanas están disponibles, a poco precio, en la mayor parte de las ferreterías y consiguen que una ventana o puerta no se abra lo suficiente para que quepa una persona.

Quite productos tóxicos y aparentemente inofensivos, que si se comen con exceso podrían causar una enfermedad - artículos como la pasta dental o los dulces. Esconda los utensilios afilados y las aplicaciones eléctricas. Su casa deberá estar bien iluminada para facilitar la visión del enfermo y por lo tanto sabrán por donde caminar. La iluminación es importante en los pasillos que a menudo son oscuros y largos. El enfermo de Alzheimer puede tener dificultades en dar la vuelta y volver.

Baje el termostato de su calentador de agua a su nivel más bajo o no más alto de 120 grados para evitar quemaduras leves. Se pueden instalar dispositivos que regulen la temperatura del agua y así evitar quemaduras.

Instale un asiento y grifo de mano en el baño o la ducha. Los grifos de mano deberán tener botones en el mango para ofrecer mejor utilización para controlar los temores del agua o del baño del enfermo. Las barras de sujeción y esteras de baño y ducha son aconsejables.

Ponga los muebles de una forma que proporcione apoyo al enfermo. Quite los muebles que rueden, se caigan fácilmente o no puedan soportar el peso de una persona. Quite los muebles que puedan causar caídas o tropiezos. Quite los muebles que son difíciles de ver, como las mesas de cristal y las estanterías transparentes. Tenga cuidado con cuerdas de extensión y las líneas telefónicas que puedan estar caídos y por lo tanto causar caídas.

Puertas
Para las puertas que se cierran hacia dentro, como el cuarto de baño, quite la cerradura o guarde una llave de emergencia para poder acceder al interior del cuarto. Para la puerta de calle, deberán tener una llave suplementaria inaccesible para el enfermo, o déle una al vecino.

Vagabundeo
El vagabundeo es un problema serio. Hay diferencias significativas de ocuparse del vagabundeo de noche o de día.

El vagabundeo por la noche presenta muchos obstáculos. Mientras el personal sanitario está dormido, es más fácil para una persona con Alzheimer pasar inadvertido. Coloque una alarma sobre el marco de la puerta del dormitorio. Si la puerta se abre, la alarma saltará y alertará al cuidador de que el enfermo está saliendo. Con estas alarmas el cuidador seguramente pueda dormir tranquilamente sabiendo que la alarma sonará si el enfermo sale de su habitación. (Pruebe la alarma para asegurarse que el cuidador puede oírla de su dormitorio.)

El vagabundeo de día implica una continua fuente de estimulación y de actividad sana. No se olvide de retirar los muebles bajos y todo con lo que el enfermo pueda tropezar. Las mismas reglas se deberían de aplicar a los caminos exteriores.

Qué hacer con respecto al vagabundeo
- Identificar al enfermo con un brazalete, o una cartera donde ponga sus datos personales.
- Buscar la causa y tratarla, si se puede.
- Aumentar su nivel de actividad durante el día.
- Facilitar la orientación en el medio donde se encuentra.

Rutina
La persona con Alzheimer a menudo desarrolla una rutina de actividades que se repiten con frecuencia, que encuentran cómodas y agradables. Observando sus movimientos alrededor de la casa nos puede dar pistas de cuáles son los caminos habituales y sitios donde el enfermo se siente seguro. Una vez estos sitios se visiten con regularidad identifique cualquier cosa que pueda causar problemas potenciales. Asegúrese de que ellos están seguros, interesados y que haya objetos familiares que el enfermo pueda identificar y disfrutar.

Al comienzo de la enfermedad facilite el ambiente del enfermo. Retire cosas desordenadas y simplifique las cosas. Inspeccione las cosas que puedan complicar la vida en su hogar. Es importante que su casa tenga un ambiente tranquilo, seguro y que anime a tomar decisiones y tareas que puedan ser completadas con facilidad.

Ponga carteles con letras grandes, que sean fáciles de leer, posters y recortes de revistas para enseñar el contenido. Convierta esto en un proyecto familiar y divertido.

El Alzheimer es una enfermedad progresiva

Las modificaciones y precauciones, que son apropiadas en las etapas más tempranas, pueden no serlo para las siguientes etapas. Por ejemplo, los espejos son importantes para animar al enfermo a seguir mirándose ratos largos. Sin embargo, en etapas posteriores muchas personas pueden confundirse y agitarse por sus propios reflejos en el espejo. Si esto se convierte en un problema cubra o quite los espejos.

Nutrición

Una dieta saludable a base de frutas, vegetales, granos integrales y rica en antioxidantes, puede ayudar a proteger contra la enfermedad de Alzheimer. Se ha tratado de ver el impacto beneficioso de las vitaminas C y E., que son antioxidantes que se adhieren a los radicales libres y los desactivan. Los radicales libres se crean a partir del metabolismo celular y dañan la estructura y el DNA de las células y algunas investigaciones los hacen responsables del envejecimiento prematuro, la demencia y algunos tipos de cáncer. Algunos estudios han llegado a la conclusión que la vitamina E disminuye el riesgo de desarrollar la enfermedad de Alzheimer. El efecto protector se vio más claro en los fumadores, ya que el tabaco es otro factor de riesgo de Alzheimer.

Alimentos ricos en vitamina C

También denominada ácido ascórbico, esta vitamina forma junto a la vitamina E y al beta-caroteno (Pro-vitamina A) el trío de los grandes antioxidantes que pone a nuestra disposición la naturaleza para neutralizar la acción de los radicales libres.

Necesaria para producir colágeno, importante en el crecimiento y reparación de las células de los tejidos, encías, vasos, huesos y dientes, y para la metabolización de las grasas, por lo que se le atribuye el poder de reducir el colesterol. Varias investigaciones han demostrado que una alimentación rica en vitamina C ofrece una protección añadida contra algunos tipos de cánceres.

Frutas y vegetales ricos en vitamina C (% de cantidad diaria recomendada por 100 gr.)	
Coles de Bruselas	80%
Coliflor	120%
Fresas	120%

Grosellas	400%
Kiwi	196%
Limón	160%
Melón	30%
Naranja	76%
Pimiento verde	200%
Nabo	34%
Tomate	40%

Se recomiendan de dos a cuatro piezas de fruta al día y de tres a cinco porciones de verduras o vegetales.

Alimentos ricos en vitamina E

Ayuda a evitar la oxidación producida por los radicales libres, manteniendo la integridad de la membrana celular. Protege también contra la destrucción de la vitamina A, el selenio, los aminoácidos sulfurados y la vitamina C. Alivia la fatiga, previene y disuelve los coágulos sanguíneos y, junto con la vitamina A, protege a los pulmones de la contaminación. Proporciona oxígeno al organismo y retarda el envejecimiento celular, por lo que mantiene joven el cuerpo. También acelera la cicatrización de las quemaduras, ayuda a prevenir los abortos espontáneos y calambres en las piernas. Es vital para el metabolismo del hígado, del tejido muscular liso y estriado y del miocardio; protege del deterioro a la glándula suprarrenal y es esencial en la formación de fibras colágenas y elásticas del tejido conjuntivo.

Frutas y vegetales ricos en vitamina E (% de cantidad diaria recomendada por 100 gr.)	
½ aguacate	30%
Boniato	50%
Brócoli	11%
Ciruela	6%
Espinacas	20%
Espárragos	25%
Manzana	2%
Moras	10%
Plátano	2%
Tomate	12%
Zanahoria	5%

Comer

Comer puede ser un reto. Algunas personas que sufren de la enfermedad de Alzheimer quieren comer todo el tiempo, mientras otras hay que estimularlas para que mantengan una buena dieta. Tenga en cuenta lo siguiente:

- ✓ Asegúrese que haya un ambiente de silencio y tranquilidad para comer.
- ✓ Limitar el ruido y otras distracciones puede ayudar a la persona a concentrarse en la comida.
- ✓ Proporciónele un número limitado de opciones de comida y sírvale porciones pequeñas. Usted pudiera ofrecerle varias comidas pequeñas a lo largo del día en lugar de tres grandes.
- ✓ Utilice pajillas o tazas con tapa para facilitar el beber.
- ✓ Proporcione alimentos que se coman con las manos si la persona tiene dificultad para utilizar los cubiertos.
- ✓ Usar un plato hondo en vez de uno plano pudiera ayudarle también. Mantenga refrigerios saludables a la mano. En los casos en que haya que animar a la persona a comer, mantenga los refrigerios a la vista.
- ✓ Lleve a la persona al dentista regularmente para mantener la boca y la dentadura saludable.

Qué hacer con respecto a los trastornos en la alimentación

- ✓ Si no come, es preciso observar el estado de la dentadura.
- ✓ Si hay problemas por disfagia, comprobar que no existan patologías asociadas que la favorezcan.
- ✓ Presentar la comida de manera apetecible.
- ✓ Si come demasiado, no dejar comida a su alcance y distraerlo con otras actividades.
- ✓ Si adelgaza, a pesar de comer bien, puede ser un trastorno metabólico en cuyo caso lo llevaremos al médico.

El baño

Mientras que para algunas personas con la enfermedad de Alzheimer no les es molesto tomar un baño, para otras es una experiencia que produce confusión y miedo. Planear por adelantado puede ayudar a que el momento del baño sea mejor tanto para el paciente como para usted. Tenga en cuenta lo siguiente:

- ✓ Planee el baño o la ducha para la hora del día en que la persona está más tranquila y positiva.
- ✓ Sea consistente, intente desarrollar una rutina.
- ✓ Respete el hecho de que el baño produce miedo y es incómodo para algunas personas con la enfermedad de Alzheimer.

- ✓ Sea amable y respetuoso, tenga paciencia y calma.
- ✓ Dígale a la persona lo que usted va a hacerle, y paso por paso permítale hacer por si misma todo lo que le sea posible.
- ✓ Prepárese con anticipación.
- ✓ Asegúrese, antes de empezar, que usted tiene listo en el baño todo lo que necesita, prepare el baño por adelantado.
- ✓ Tenga en cuenta la temperatura del baño, si es necesario, caliente de antemano el cuarto y tenga cerca toallas extras y una bata de baño.
- ✓ Pruebe la temperatura del agua antes de empezar el baño o la ducha.
- ✓ Reduzca los riesgos utilizando una ducha de mano, un asiento para la ducha, barras para agarrarse y alfombras no resbaladizas para la bañera.
- ✓ Nunca deje sola a la persona en el baño o en la ducha.
- ✓ Trate un baño con esponja; el baño pudiere no ser necesario todos los días. Un baño con esponja puede ser efectivo entre la última ducha o baño dado al paciente y el próximo que se le va a dar.

Vestirse

Abotonarse, subirse o bajarse una cremallera y escoger qué ponerse o quitarse es un reto para alguien que padece de la enfermedad de Alzheimer. Reducir estas dificultades puede aliviar esta tarea. Para ello, tenga en cuenta lo siguiente:

- ✓ Trate que la persona se vista a la misma hora todos los días, para que eso lo tenga como parte de la rutina diaria.
- ✓ Anímela para que por si misma se vista hasta donde sea posible. Planee que tenga tiempo suficiente para que no haya ninguna presión o prisa.
- ✓ Permítale escoger entre una selección limitada de prendas. Si tiene una ropa favorita, considere comprarle varios juegos idénticos.
- ✓ Organice la ropa en el orden en que se la debe poner para ayudarle a ejecutar el proceso.
- ✓ Si la persona necesita que se le presione un poco, déle instrucciones claras paso a paso.
- ✓ Escoja ropa que sea cómoda, fácil de poner y de quitar, y fácil de mantener. Los elásticos en la cintura y los cierres de "Velcro" disminuyen las dificultades con botones y cremalleras.

Actividades

¿Qué hacer durante todo el día? Encontrar actividades, que las personas que padecen de la enfermedad de Alzheimer puedan hacer y les interese, puede ser un desafío. Para llevar a cabo actividades, tenga en cuenta lo siguiente:

➤ Hacer uso de las habilidades que la persona ya tiene generalmente da mejores resultados que tratar de enseñarle algo nuevo.

➤ No espere demasiado.

➤ Las actividades sencillas son a menudo las mejores, sobre todo cuando en ellas se usan habilidades que la persona tiene en ese momento.

➤ Ayude a la persona a iniciarse en una actividad, divídala en pequeñas etapas y elogie a la persona por cada paso que complete.

➤ Esté pendiente de señales de agitación o frustración en cada actividad y pacientemente ayude o haga que la persona se ocupe en otra cosa.

➤ Incorpore en su rutina diaria las actividades que la persona parece disfrutar e intente hacerlas a una hora similar cada día.

➤ Aproveche los centros de servicios para el cuidado de adultos durante el día, los cuales proporcionan diversas actividades para la persona que sufre de la enfermedad de Alzheimer. La existencia de estos servicios también le da a las personas que cuidan enfermos la oportunidad de descansar temporalmente de las tareas asociadas con esta labor. Estos centros frecuentemente proporcionan transporte y comidas.

El ejercicio

Incorporar el ejercicio dentro de la rutina diaria proporciona beneficios tanto a la persona que padece de la enfermedad de Alzheimer como para quien la atiende. No solamente puede mejorar la salud, sino que también puede convertirse en una actividad importante que ustedes dos pueden compartir. Tenga en cuenta lo siguiente:

➤ Piense en la clase de actividad física que ustedes dos disfrutan como caminar, nadar, jugar tenis, bailar o trabajar en el jardín.

➤ Determine la hora del día y el lugar dónde podrían practicar mejor ese tipo de actividad.

➤ Sea realista con sus expectativas. Comience despacio, quizás simplemente empiece por ejemplo con un paseo corto alrededor de la casa.

➤ Esté pendiente de cualquier señal de molestia o de esfuerzo excesivo. Hable con el médico de la persona que usted cuida si esto sucede.

➤ Permítale a la persona tener independencia tanto como le sea posible, aún cuando los resultados de sus actividades no sean perfectos.

➤ Busque los programas de ejercicio disponibles en su área. Los centros para personas mayores regularmente tienen programas de grupo para aquellos a quienes les gusta hacer ejercicio en grupo.

➤ Anime a la persona a realizar actividades físicas. Pase tiempo afuera cuando el clima lo permita. El ejercicio generalmente ayuda a todo el mundo a dormir mejor.

Incontinencia

Con el progreso de la enfermedad, muchas personas con la enfermedad de Alzheimer empiezan a experimentar incontinencia, o la incapacidad para controlar la orina o los intestinos. La incontinencia puede ser muy perturbadora para el enfermo y muy difícil para quien lo cuida. Algunas veces la incontinencia es causada por una enfermedad física, por lo que debe asegurarse de discutirlo con el médico que atiende a la persona.

¿Cuáles son los factores de la incontinencia?
- Ambientales.
- Funcionales de deterioro físico o cognitivo.
- Ginecológicos, urológicos o neurológicos.
- Psicológicos.

¿Cuáles son sus síntomas?
- Incapacidad de esperar unos minutos cuando se tiene el deseo de orinar.
- No se tiene la sensación de que se llena la vejiga.
- Cuando comienza a orinar no se tiene la sensación física de estar haciéndolo.
- Acude muy pocas o muchas veces a orinar al cabo del día.
- No es capaz de parar de orinar una vez que ha empezado a hacerlo.

¿Cómo actuar?
- Tener una actitud discreta.
- No dar demasiada importancia a la incontinencia.

- Tratar de evitar a la persona cualquier sentimiento de vergüenza o humillación.
- No enfadarse o ser crítico.

¿Cómo tratarla?
- Eliminar sentimientos de vergüenza o angustia de la persona incontinente.
- Reforzar los éxitos relativos a la conducta continente.
- Llevar a cabo modificaciones ambientales que faciliten la implantación del plan de tratamiento.
- Adaptar el vestido: que sea fácil de poner o quitar, cierres delanteros, velcro en lugar de botones, etc
- Evitar restricciones de movilidad (camas altas, mobiliario incómodo, etc)
- Aseo suficientemente amplio y con puertas anchas.

Recomendaciones:
- ✓ Tenga una rutina para llevar a la persona al baño y manténgala tan rigurosamente como sea posible. Por ejemplo lleve a la persona al baño cada más o menos tres horas durante el día.
- ✓ No espere a que la persona se lo pida.
- ✓ Esté atento a señales de que la persona tiene que ir al baño tales como inquietud o tirarse la ropa. Actúe rápidamente.
- ✓ Sea comprensivo cuando ocurren accidentes.
- ✓ Conserve la calma y tranquilice a la persona si está angustiada.
- ✓ Trate de recordar cuando suceden los accidentes para ayudar a planear formas de evitarlos.
- ✓ Para ayudar a prevenir los accidentes nocturnos limite ciertos tipos de líquidos en la noche como aquellos con cafeína.
- ✓ Si va a salir con la persona, planee previamente. Averigüe dónde están localizados los baños y haga que la persona use ropa sencilla y fácil de quitarse. Lleve un juego extra de ropa en caso de accidente.

Problemas de sueño
Para la agotada persona que cuida a un enfermo de Alzheimer, dormir por la noche es algo más que deseado. Pero para el que sufre de la enfermedad de Alzheimer, las horas de la noche pueden ser difíciles. Lograr que la persona vaya a la cama y permanezca allí puede requerir de alguna planificación previa.

¿Qué hacer para evitarlos?
- ✓ Buscar las causas.

- ✓ Consultar con el médico.
- ✓ Preparar la habitación para dormir.
- ✓ Utilizar el dormitorio sólo para descansar.
- ✓ No permanecer en la cama despierto.
- ✓ Comer saludablemente.
- ✓ Realizar actividades relajantes.
- ✓ No dar demasiada importancia al no dormir.
- ✓ Practicar la relajación.

Recomendaciones:

- ✓ Mantenga un tono calmado y pacífico en la noche para inducir el sueño.
- ✓ Mantenga las luces muy bajas, elimine los ruidos fuertes, e incluso ponga música relajante si parece que la persona la disfruta.
- ✓ Trate de mantener una hora para acostarse que sea mas o menos la misma todas las noches.
- ✓ Desarrollar una rutina a la hora de acostarse puede ayudar.
- ✓ Anime a la persona a hacer ejercicios durante el día y limítale las siestas durante el día.
- ✓ Restrínjale el consumo de cafeína durante la tarde.
- ✓ Si la oscuridad asusta o desorienta a la persona, use luces nocturnas en la alcoba, en el vestíbulo y en el baño.

Alucinaciones y delirios

Con el avance de la enfermedad, una persona que padece de la enfermedad de Alzheimer puede experimentar alucinaciones o delirios. Las alucinaciones son momentos cuando una persona ve, oye, huele, saborea o percibe algo que no está allí. Los delirios son creencias falsas de las cuales las personas no pueden ser disuadidas.
Algunas veces las alucinaciones y los delirios son signos de una enfermedad física.

Recomendaciones

- ✓ Tome nota de lo que la persona está experimentando e informe al médico.
- ✓ Evite discutir con la persona sobre lo que ella ve u oye. Trate de responder a los sentimientos que la persona está manifestando y bríndele seguridad y consuelo.
- ✓ Trate de distraer a la persona con otro tema o actividad. A veces llevarlo a otro cuarto o salir a caminar puede ayudar.

✓ Apague la televisión cuando estén presentando programas violentos o perturbadores. La persona con la enfermedad de Alzheimer puede de que no sea capaz de distinguir un programa de televisión y la realidad.

✓ Verifique que no hay ningún riesgo para la persona y que no tiene acceso a ningún objeto que podría usar para hacerle daño a alguien.

La deambulación

Mantener la seguridad de la persona es uno de los aspectos más importantes de su cuidado. Algunas personas con la enfermedad de Alzheimer tienen tendencia a salirse de sus casas o a alejarse de quienes las cuidan. Saber qué hacer para limitar esta conducta puede evitar que la persona se pierda.

¿Cuáles son los síntomas de la deambulación?

- Se sienten inquietas.
- Son incapaces de permanecer sentadas
- Andan por el mismo lugar repetidas veces.
- Se balancean de un pie a otro.
- Suelen intentar salir de la habitación en la que se encuentran.
- Tocan los tiradores de las puertas u otros objetos repetidas veces.
- Buscan sensaciones táctiles y auditivas (dan palmadas o hacen rodar objetos)

La deambulación comienza a ser un problema cuando se produce en lugares inadecuados y con consecuencias negativas, tales como tener riesgos de caídas, sufrir un accidente, exponerse a una temperatura desaconsejable, causar daño al mobiliario....

¿Qué hacer ante la deambulación?

- Crear un ambiente seguro.
- Permitir la deambulación
- Facilitar la orientación.
- Mantenerse localizado.
- Favorecer la actividad.
- Distracción.
- Fomentar la comunicación.
- Utilizar tarjetas de identificación.

Recomendaciones:

✓ Asegúrese que la persona lleve siempre consigo alguna clase de identificación o que use una pulsera médica.

✓ Si la persona se pierde, y es incapaz de comunicarse adecuadamente, esto hará que otros puedan saber su identidad y condición médica.

✓ Mantenga una fotografía reciente o un video de la persona con la enfermedad de Alzheimer para ayudar a la policía en caso de que la persona se pierda.

✓ Mantenga las puertas cerradas con llave. Considere la opción de colocar una cerradura con pestillo que se cierra con llave por dentro, o una cerradura adicional en la parte más alta o más baja de la puerta. Si la persona puede abrir la cerradura porque está familiarizada con ella ponga un nuevo pestillo o cerradura.

✓ Asegúrese de guardar o colocar en un lugar seguro cualquier cosa que pueda poner a la persona en peligro, tanto dentro como fuera de la casa.

Qué hacer con respecto a la conducta sexual inapropiada.-

✓ No darle excesiva importancia, comprender que se trata de un efecto de la enfermedad y que no es posible razonar con ellos.

✓ Conviene ser receptivos, amables y especialmente cariñosos. En esa situación debe llevárseles a un lugar donde se preserve la intimidad.

✓ Este tipo de conducta alterada no es general y cuando se produce suele ser temporal.

Qué hacer con respecto a las preguntas repetitivas

✓ Distraerle con otros temas, introduciéndole en otra actividad.

✓ Tranquilizarle, darle seguridad.

Conducir vehículos

Decidir que ya es un riesgo que alguien con la enfermedad de Alzheimer conduzca un vehículo es difícil. Es necesario que se le comunique esa decisión con tacto y cuidado. Aunque la persona pueda molestarse por la pérdida de independencia, su seguridad debe ser la prioridad. Esté alerta a las señales que indican es peligroso que la persona continúe conduciendo un vehículo. Algunas de estas señales son: perderse en lugares conocidos, manejar demasiado rápido o demasiado despacio, desatender las señales de tráfico, enfadarse o confundirse.

Comprenda los sentimientos de la persona acerca de la pérdida de la habilidad para manejar, pero sea firme al pedirle que no lo haga más. Sea consistente prohibiéndole a la persona manejar tanto en los días buenos como en los días malos.

Pídale al médico que le ayude. La persona puede ver al médico como una autoridad y aceptar no volver a manejar. El médico también puede avisar al Departamento de Tráfico y solicitar que se examine nuevamente a la persona.

Si es necesario tome usted las llaves del automóvil. Si tener las llaves sencillamente es importante para la persona, sustitúyaselas por un juego diferente. Si todas éstas medidas fallan, desactive el automóvil o estaciónelo en un lugar dónde la persona no pueda verlo o tener acceso a él.

Visitas al médico
Es importante que la persona que padece de la enfermedad de Alzheimer reciba atención médica regularmente. Planear con anticipación puede facilitar la visita al consultorio del médico.

Recomendaciones:
- ✓ Trate de programar la cita para la hora del día en que mejor se sienta la persona, pregunte también en el consultorio a qué hora del día está menos ocupado.
- ✓ Informe al personal del consultorio que ésta es una persona confundida, pregunte en el consultorio si hay algo que ellos puedan hacer para que la visita sea más fácil.
- ✓ No le cuente a la persona sobre la cita hasta el día de la visita o incluso poco tiempo antes de ir. De una impresión positiva y firme.
- ✓ Llévele algo de comer, de beber y cualquier actividad de la que pueda disfrutar.
- ✓ Haga que un amigo u otro miembro de la familia vaya con usted a la consulta, para que uno de ustedes pueda permanecer con la persona mientras el otro habla con el médico.

Enfrentándose a los días festivos
Los días festivos son dulces y amargos a la vez para muchos de los que atienden personas que sufren de Alzheimer. Los recuerdos felices del pasado contrastan con las dificultades del presente, las demandas extras de tiempo y energía pueden parecer abrumadoras.

Recomendaciones:

✓ Trate de balancear el descanso y la actividad, esto puede ayudar.
✓ Mantenga o adapte las tradiciones familiares que son importantes para usted.
✓ Incluya a la persona con la enfermedad de Alzheimer tanto como sea posible.
✓ Acepte que las cosas son diferentes y sea realista en cuanto a lo que usted espera que puede hacer.
✓ Anime a los amigos y a la familia para que lo visiten. Limite el número de personas en cada visita, y trate de programar las visitas para la hora del día cuando la persona se sienta mejor.
✓ Evite las multitudes, los cambios en la rutina y los ambientes extraños que puedan causarle confusión o agitación.
✓ Haga lo posible por distraerse y de encontrar tiempo para hacer las cosas que usted disfruta en los días festivos, aunque sea necesario pedirle a un amigo o a un miembro de la familia que pase un tiempo con la persona enferma mientras usted sale.

¿Qué hacer ante la inactividad y la tristeza?

✓ Tener control sobre la propia vida.
✓ Sentirse útil.
✓ Realizar actividades agradables.
✓ Acudir a grupos de actividades.
✓ Facilitar que se relacione con otras personas.
✓ Escuchar y hablar con él/ella
✓ Fomentar la actividad física.
✓ Consultar con profesionales de salud mental
✓ No insistir ni presionar.

Cuidados paliativos

Los cuidados paliativos son el conjunto de cuidados que tenemos que ofrecer a aquellas personas que padecen una enfermedad en fase terminal, es decir, con pronóstico vital limitado y sin respuesta a tratamientos específicos con capacidad para curar, parar o retrasar su evolución. Se pretende mejorar la calidad de vida que resta a la persona y proporcionar una muerte digna gracias a la instauración de una atención continua. Esta atención no sólo debe ser médica, sino de apoyo emocional al enfermo y a sus familiares, para que puedan hacer frente a su muerte libres de sufrimiento físico y acompañado de sus seres queridos.

Como hemos comentado, la enfermedad de Alzheimer es, hoy en día, una enfermedad incurable que evoluciona a la muerte en un periodo más o menos entre 7 y 20 años después de ser diagnosticada, en la que se produce un deterioro progresivo de las funciones cognitivas que conducen a una situación de incapacidad total de la persona para autoasistirse y automantenerse. En la última fase de la enfermedad, el enfermo depende totalmente de los demás para seguir viviendo, postrado en la cama y con distintos grados de desconexión del medio.

Esta fase de postración es la que podemos considerar terminal de la enfermedad, independientemente del pronóstico vital que presente la enfermedad. Nos encontramos con un deterioro cognitivo muy importante con gran alteración de la capacidad para comunicarse con el medio, dependencia total para la realización de las actividades diarias más elementales, descontrol de esfínteres, incapacidad para el aseo personal y para la alimentación.

En este estado, la evolución a la muerte es irreversible en un periodo limitado (alrededor de seis meses), dependiendo de las complicaciones que se presenten. Se presentan complicaciones infecciosas y metabólicas que no responden adecuadamente a los tratamientos, de manera que su instauración no altera el pronóstico final ni las expectativas de vida.

El objetivo de las intervenciones sanitarias en la fase terminal es favorecer aquellas situaciones que proporcionen bienestar. Hay una serie de situaciones que proporcionan sufrimiento, como las sondas nasogástricas, la restricción física de los movimientos, las curas de las úlceras sin analgesia adecuada, no controlar los síntomas como las dificultades respiratorias o el estreñimiento.

Los cuidados paliativos en fase terminal deben intentar modificar la forma cómo acontece el proceso de morir, favoreciendo que se produzca sin sufrimiento.

Hay que aplicar un programa de cuidados dirigido a:
- Control del dolor.
- Control del estreñimiento.
- Controlar la dificultad respiratoria.
- Cuidado de la boca.
- Cuidado de la piel.
- Cuidado de la incontinencia urinaria.

La familia debe recibir el adecuado apoyo para adaptarse a esta etapa de la enfermedad en la que ya está presente la evolución a la muerte en un tiempo más o menos corto.

Una vez que ha fallecido su familiar, la labor del equipo de cuidados paliativos, tiene que comenzar una nueva etapa de apoyo a la familia para que el duelo se produzca en las mejores condiciones. Hay que tener en cuenta que, en última instancia, la familia debe representar el soporte operativo y afectivo del cuidado del enfermo.

El duelo

El duelo es una sensación de pérdida sin posibilidad de reparación. Puede tener distintas causas: la desaparición de un ser querido, o la pérdida de la salud o del trabajo. La muerte del padre o del esposo, un divorcio o un cambio de casa provocan emociones y sentimientos que tienen una base común. Las diferencias vienen marcadas por la intensidad y la capacidad de asumir el golpe.

Asumir la desaparición de los seres queridos es algo natural, una experiencia que hay que aceptar porque forma parte de la vida.

La pérdida de un ser querido provoca que nuestro organismo se active a nivel motor, físico y cognitivo. Tenemos la sensación de vivir y sentir más intensamente.

Sentimos:

- Arrebatos de dolor: alucinaciones, angustia, que no queremos vivir más, que estamos desorientados.
- Insomnio: queremos guardar todos los recuerdos, inestabilidad anímica, que no nos lo podemos quitar de la cabeza, celos...
- Rabia: miedo al futuro, pesadillas, que el difunto nos visita en sueños, que no sabemos qué hacer.
- Ansiedad: un peso en el pecho, que no podemos dejar de llorar, cólera.
- Apatía: desgana, inquietud psicológica, estrés corporal.

Todas estas sensaciones son naturales y lo normal es que aparezcan en algún momento del duelo. Asumirlas como parte de un proceso que inevitablemente hay que vivir nos ayudará a salir adelante.

Si estas reacciones permanecen durante un período de entre seis y dieciocho meses, estaremos hablando de un duelo normal. La persona va recuperando progresivamente la estabilidad, hasta llegar a una completa aceptación de la pérdida. A partir de ese momento puede rehacer su vida sin la presencia del ser querido.

Fases del proceso de duelo

Para superar el duelo y retomar aquellas actividades que se fueron dejando atrás, hay que pasar por una serie de etapas.

> NO PUEDE SER: la primera etapa es la negación. Surge como un mecanismo de defensa ante la pérdida del ser querido. A veces el cuidador tiene ensoñaciones y alucinaciones en las que aparece el fallecido.

> POR QUÉ A MÍ: como reacción ante el vacío, la sensación de falta de apoyo y la soledad que conlleva el fallecimiento, los familiares reaccionan airadamente contra sí mismos y contra los demás.

> TODA LA CULPA ES MÍA: el cuidador o cuidadora comienza a buscar responsables de lo que ha sucedido y acaba echándose la culpa. "Si me hubiera enterado antes de lo que tenía", "Si le hubiera tratado mejor", "Si no le hubiera gritado". Esta es una de las etapas más importantes en el proceso de duelo y, si no se resuelve correctamente, puede durar toda la vida.

> YO TAMBIÉN ME SIENTO MAL: el familiar toma conciencia de la fugacidad de recuerdo, intenta conservar la imagen del difunto mediante fotografías y objetos. Al ir asimilando el dolor y la pérdida comienza a plantearse el futuro, lo cual le provoca depresión, inseguridad y miedo.

> SE HA HECHO TODO LO QUE SE HA PODIDO: llega el momento de aceptar la muerte y de tratar de rehacer nuestra vida. En esta etapa comenzamos a desprendernos de objetos y de recuerdos del difunto. Es el momento de la despedida.

Cómo ayudar a la persona en duelo

El duelo es un proceso personal que cada uno debe resolver según su propia sensibilidad, sus capacidades y recursos. A continuación ofrecemos una serie de consejos básicos que pueden facilitar la tarea:

✓ El duelo es una vivencia íntima. No hay nada malo en sentir dolor. Cada persona debe seguir su propio ritmo, sin forzarse.
La persona que sufre necesita espacio para poder expresar sus emociones. Es importante poder disponer de tiempo para estar a solas. La compañía de familiares y amigos puede ayudarnos a sobrellevar la pena. El hecho de identificar cuáles son nuestros sentimientos, evitar la nebulosa emotiva, nos ayudará a controlar la angustia. El proceso de duelo nos ayuda a

conocernos mejor, a superar los temores y el sentimiento de culpa. Tenemos que aceptarnos y planificar la vida de acuerdo con nuestras aspiraciones y deseos. Durante el proceso de duelo vivimos una gran sobrecarga emocional. No es recomendable tomar decisiones importantes. Resolver simbólicamente la despedida con el difunto nos permitirá recobrar la paz interior.

Los cuidados del cuidador o cuidadora

Tener una persona enferma de Alzheimer y cuidarla las 24 horas del día es una situación muy difícil que remueve muchos sentimientos. Es importante identificar los sentimientos y no negarlos. Si los sentimientos controlan al cuidador, disminuyen sus posibilidades de sobreponerse ante esta situación y la afecta a la capacidad de cuidar. Llega un momento que puede que la persona encargada de cuidar al enfermo no entienda sus necesidades ni las de él.

Recomendaciones:

- Es indispensable descansar.
- Procúrese tiempo para sí mismo.
- Mantenga actividades lúdicas y conserve a sus amigos o haga amistades nuevas para romper el aislamiento que puede sentir el cuidador o cuidadora.
- Es conveniente ponerse en contacto con el grupo de ayuda más cercano a su domicilio.
- Cuando se está nervioso o de mal humor, es mejor que otra persona se ocupe del enfermo, pues el enfermo es muy sensible al interpretar nuestro estado de ánimo. El enfermo no pierde la capacidad afectiva.
- No olvide que el enfermo/a es un adulto aunque su comportamiento y forma de expresarse parezcan los de un niño.
- Es conveniente retrasar en lo posible la institucionalización del enfermo, para evitar las cuestiones negativas que ésta acarrea. Se da una pérdida de puntos de referencia, tanto a nivel cognitivo como emocional que son de difícil sustitución para el paciente. Las administraciones públicas fomentan el retraso de la institucionalización por dos motivos fundamentales:
  - Reducir los gastos que supone la atención en centros especializados.
  - Promover el mejor estado posible de los pacientes.

La mayoría de los familiares quieren cuidar a su paciente de Alzheimer en su domicilio, pero hay una serie de factores que dificultan enormemente la tarea. La experiencia de cuidar a un paciente con demencia en el domicilio entraña una serie de riesgos para la salud física y mental, con elevados índices de depresión y ansiedad. Un estudio demostraba que el 50% de los cónyuges de los pacientes diagnosticados de demencia podía ser considerados "casos psiquiátricos". Cuidar a un paciente demente supone mayor estrés que cuidar a un paciente físico, con mayor limitación social. El cuidador de una persona demente se ve obligado a introducir mayores cambios en su estilo de vida. Tienden a proteger a sus familiares y a su trabajo, en detrimento del tiempo libre para ellos mismos.

Derechos de los cuidadores

En la misma medida en que los cuidadores dedican gran parte de su tiempo y esfuerzo al cuidado, mantenimiento y ayuda de sus familiares dependientes, deben asumir que tienen derechos básicos a inalienables. Por estas razones, es muy importante que los cuidadores aprendan y se hagan eco de los siguientes derechos:

- El derecho a cuidar de sí mismos, dedicando tiempo y haciendo actividades simplemente para ellos sin sentimientos de culpa, de miedo y sin autocrítica.
- El derecho a mantener facetas de su propia vida que no incluyan a la persona a la que cuidan, justo como lo haría si esa persona estuviera sana.
- El derecho a experimentar sentimientos negativos (tristeza, rabia o enfado) por ver enfermo o estar perdiendo a un ser querido.
- El derecho a resolver por sí mismos aquello que sean capaces y el derecho a preguntar y pedir ayuda a otras personas para resolver aquello que no comprendan, reconociendo los límites de su propia resistencia y fuerza.
- El derecho a buscar soluciones que se ajusten razonablemente a sus necesidades y a las de sus seres queridos.
- El derecho a ser tratados con respeto por aquellos a quienes solicitan consejo y ayuda.
- El derecho a cometer errores y ser disculpados por ello.
- El derecho a ser reconocidos como miembros valiosos y fundamentales de su familia incluso cuando sus puntos de vista sean distintos.
- El derecho a quererse a sí mismos y admitir que hacen lo humanamente posible.

- ➤ El derecho a recibir consideración, afecto, perdón y aceptación por lo que hacen por la persona a quien cuidan
- ➤ El derecho a aprender y a disponer del tiempo necesario para hacerlo.
- ➤ El derecho a admitir y expresar sentimientos, tanto positivos como negativos.
- ➤ El derecho a decir "no" ante demandas excesivas, inapropiadas o poco realistas.
- ➤ El derecho a seguir desarrollando su propia vida y disfrutando de ella.
- ➤ El derecho a liberarse de sentimientos y pensamientos negativos, destructivos e infundados, aprendiendo a manejarlos y controlarlos.
- ➤ El derecho a rechazar cualquier intento que haga la persona cuidada para manipularle haciéndoles sentir culpables o deprimidos.
- ➤ El derecho a estar orgullosos por la labor que desempeñan y aplaudir el coraje que tienen que reunir muchas veces para satisfacer las necesidades de la persona que cuidan.
- ➤ El derecho a esperar y demandar que así como se están haciendo nuevos esfuerzos para encontrar recursos para optimizar la atención a las personas discapacitadas físicas y mentalmente, se hagan los mismos esfuerzos para optimizar la ayuda y el soporte necesarios a los cuidadores.
- ➤ El derecho a ser uno mismo.

Consejos para los cuidadores
- ✓ Encuentre amigos que le hagan reír y amigos que le hagan sentirse bien consigo mismo.
- ✓ Sea consciente de que la situación que se le está planteando puede que dure algunos años.
- ✓ Hacer un balance entre sus necesidades y las de la persona dependiente puede ser de gran ayuda.
- ✓ Conozca sus límites como cuidador/a y manténgase dentro de ellos.
- ✓ Intente salir de casa unos días cada cierto tiempo. Aunque parezca imposible, se puede encontrar maneras de hacerlo.
- ✓ Hágalo lo mejor que pueda dentro de sus posibilidades y oportunidades. No se sienta culpable.
- ✓ Cuide su salud, haga ejercicio a diario o, por lo menos, alguna vez a la semana y reserve tiempo para sus aficiones.

- ✓ Deje que la persona a quien cuida haga todo lo que pueda por sí misma, incluso aunque esto suponga tardar más tiempo en hacer las cosas.
- ✓ Si alguien le ofrece su ayuda y le puede venir bien, acéptela.
- ✓ Cuide de sí mismo/a, tanto física como emocionalmente, para sentirse mejor y poder seguir cuidando bien.
- ✓ Hable con la persona dependiente acerca de cómo se sienten ambos con respecto a la situación.
- ✓ Recuerde que no es con la persona dependiente con la que pueda estar enfadado, sino con la enfermedad.
- ✓ Sea paciente, ríase con frecuencia, aunque sea usted solo/a delante de un espejo. El sentido del humor es importantísimo.
- ✓ Cuídese de sí mismo/a y perdónese si comete fallos en el cuidado del enfermo/a. Si lo está haciendo lo mejor que puede, eso es lo mejor que se puede esperar.
- ✓ Mantenga una actitud positiva.
- ✓ Intente salir una noche o un día a la semana para "descargar" y "desconectar" de los problemas.
- ✓ Cuídese de sí mismo/a sobre todo en los momentos en el que esté desesperadamente necesitado/a. Su ayuda es fundamental para calmar miedos y proporcionar cariño y dignidad al paciente. Esta situación es difícil. Pero, a largo plazo, es también estimulante.
- ✓ Pida ayuda cuando lo necesite. No espere a que la ayuda salga espontáneamente de la gente.

TEMA 10

PLAN DE CUIDADOS

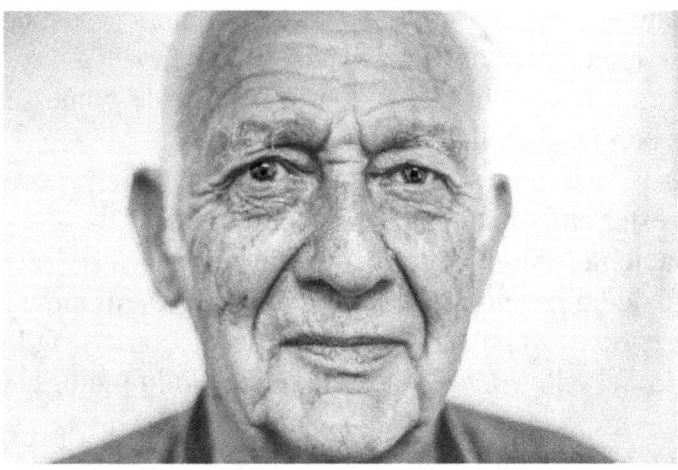

PRIMERA FASE

La persona empieza con un deterioro mental, por lo que será necesario prever situaciones de riesgo.

Situaciones de ayuda

Objetivo: determinar en qué situaciones necesita ayuda, solicitando apoyo con la colaboración de un supervisor/a.

Actividades:
- ✓ Conocer las limitaciones de la persona antes de dejarla actuar por sí misma.
- ✓ Evitar situaciones que alteran y provoquen nerviosismo.
- ✓ Deberán llevar una pulsera identificadora
- ✓ .No dejarlo solo en situaciones que puedan presentar peligro:
  - * Cocinando.
  - * Solo en casa encerrado con llave.
  - * En la calle en lugares desconocidos.
- ✓ Mantener un orden establecido en la casa, así como una rutina en las actividades
- ✓ Instalar cierres de seguridad en puertas y ventanas.
- ✓ Proteger tuberías visibles, cables, cordones de electricidad... para evitar tropezones.
- ✓ Guardar bajo llave los pequeños electrodomésticos, herramientas y objetos punzantes.
- ✓ Guardar pequeños objetos que pudieran tragarse.

- ✓ Evitar las escaleras, utilizar antideslizantes y pasamanos.
- ✓ Quitar alfombras.
- ✓ Evitar suelos pulimentados.
- ✓ No cerrar la puerta del baño con pestillo.
- ✓ Levantarse de la cama en dos tiempos.
- ✓ Colocar puntos de luz suficientes y asequibles, también pilotos nocturnos.
- ✓ Instalar un asiento de baño en la bañera, instalar una bañera lateral.
- ✓ El suelo de la bañera y del cuarto de baño deben ser antideslizantes.
- ✓ Identificar los grifos de agua fría y caliente.
- ✓ Altura adecuada de la cama. En caso necesario se colocarán barandillas laterales.
- ✓ No fumar en la cama.
- ✓ Armarios a la altura óptima y que permitan ver el contenido.
- ✓ Instalar detectores de escape de gas.
- ✓ Evitar dejarlo solo en el coche.

Alimentación adecuada

Objetivo: mantener una alimentación equilibrada

Actividades:

- ✓ Valorar la situación en la que se encuentra.
- ✓ Identificar dentro de la cocina todos los utensilios, mediante carteles.
- ✓ Separar el fregadero de la placa de la cocina.
- ✓ Tener un reloj grande y numérico, así como un calendario con fecha y día de la semana.
- ✓ Realizar un plan de comidas variado y equilibrado para toda la semana.
- ✓ Utilizar siempre los mismos utensilios para comer.
- ✓ Colocar siempre estos utensilios en el mismo sitio.
- ✓ Los objetos punzantes deben tener punta redonda.
- ✓ Hacer una lista de compra semanal con todos los ingredientes necesarios, supervisado por la familia.
- ✓ Durante las comidas se pueden derramar los alimentos, por lo que se aconseja utilizar mantel, vasos y platos de plástico.
- ✓ Para beber, puede hacerlo con pajita o utilizar vasos de dos asas. Deberá beber al día mínimo de 6 a 8 vasos de líquido.

Incontinencia

Objetivo: la persona será capaz de reducir sus episodios de pérdida de orina.

Actividades:
- ✓ La persona identificará los primeros signos de necesidad de evacuar la vejiga, presión vesical, inquietud, para acudir al baño de manera inmediata.
- ✓ La persona hará ejercicios de fortalecimiento del suelo pélvico como reeducación vesical.
- ✓ La familia estará alerta ante los primeros indicadores de la necesidad de evacuar la vejiga (inquietud, rascado...)
- ✓ La persona llevará ropa fácil de desabrochar.
- ✓ El cuarto de baño tendrá fácil acceso y será cómodo y práctico.
- ✓ La persona y la familia establecerán una rutina horaria, cada 30 minutos, una o dos horas, para adaptarla a las necesidades actuales.
- ✓ Cuando salga de casa, recordarle que localice el cuarto de baño donde vaya y que se sitúe lo más cerca posible.
- ✓ Respetar el pudor de la persona.
- ✓ Pasar por el cuarto de baño antes de acostarse.
- ✓ Si la incontinencia es, fundamentalmente nocturna es conveniente restringir la ingesta de líquidos, por ejemplo a partir de las 18 horas
- ✓ Evitar las bebidas diuréticas como té, café, colas o incitantes vesicales.
- ✓ Colocar en el colchón fundas antihumedad.
- ✓ No culpabilizar a la persona.
- ✓ Utilizar dispositivos de absorción (compresas) o de evacuación (colectores) mientras dure la incontinencia, para ganar seguridad e independencia.
- ✓ Mantener una correcta higiene con agua tibia y jabón.

Hábito intestinal

Objetivo: la persona recuperará su hábito intestinal normal.

Actividades:
- ✓ Aumentará el consumo de alimentos ricos en fibra y residuos.
- ✓ Aumentará la ingesta de líquidos, hasta dos litros diarios.
- ✓ Establecerá un plan de ejercicio diario, moderado y regular; 30 minutos después del desayuno, sentar en la taza del retrete durante un máximo de 10 minutos (está demostrado que la

persona no pierde el reflejo evacuatorio si siente que está sentada en el retrete).
- ✓ Si existe dolor al defecar por efecto de una úlcera o fisura anorectal, lubricar previamente con vaselina.
- ✓ No es aconsejable el uso de laxantes. En ocasiones especiales, pueden usarse ablandadores de heces que no son absorbibles (parafina)
- ✓ Revisar la medicación por si algún producto fuera astringente.

Ejercicio y ocio

Objetivo: la persona será capaz de llevar a cabo un programa de actividades dentro de sus posibilidades, que contenga ejercicio y ocio para sentirse mejor.

Actividades:
- ✓ Planificar el programa de actividades diarias.
- ✓ Realizar una tabla de gimnasia diaria de 15 a 20 minutos.
- ✓ Paseo por los mismos lugares y en terreno llano.
- ✓ Natación, siempre que le guste.
- ✓ Hay que prevenir lesiones no haciendo ejercicios bruscos, extensiones forzadas de columna vertebral ni flexiones forzadas de las articulaciones.
- ✓ Prevenir caídas utilizando bastones, muletas o andadores.
- ✓ Realizar actividades manuales.
- ✓ Acudir a centros de día para realizar terapias y juegos de grupo.
- ✓ Fomentar las visitas de amigos y familiares, haciéndole participar en las reuniones y no ignorarles.

Sueño reparador

Objetivo: la persona será capaz de conseguir un sueño reparador, con el menor número de interrupciones posible.

Actividades:
- ✓ Establecer una pauta de actividades que eviten el sueño diurno (la siesta no deberá superar 10-15 minutos)
- ✓ Ir al baño antes de acostarse.
- ✓ Mantener factores ambientales favorables y reducir los estímulos negativos.
- ✓ Dar un vaso de leche tibia antes de acostarse.
- ✓ Buscar un objeto con el que se sienta seguro.
- ✓ En caso de que se quiera levantar, permitírselo evitando los riesgos.

- ✓ Si se levanta pensando que ya es de día, acompáñele a la ventana para que constate que es de noche.
- ✓ Evitar que permanezca demasiado tiempo en la cama.
- ✓ Evitar comidas copiosas, al menos una hora antes de dormir.
- ✓ Controlar la toma de líquidos, 2-3 horas antes de acostarse.
- ✓ Establecer como rutina el baño y masaje suave.
- ✓ Aplicar técnicas de relajación y respiración.
- ✓ Dejar una luz suave durante la noche.
- ✓ Animar a la persona a expresar sus sentimientos y pensamientos, ya que la ansiedad, las preocupaciones y el temor o el miedo dificultan el sueño.

Capacidad de expresión

Objetivo: la persona intentará mejorar su capacidad para expresarse, disminuyendo su grado de frustración.

Actividades:
- ✓ Es importante que la familia sea capaz de valorar la capacidad de comprende, leer y escribir.
- ✓ Realizar ejercicios para mejorar la memoria.
- ✓ Proporcionar métodos alternativos de comunicación, como: usar papel y lápiz, letras del alfabeto, señales con la mano, parpadeos, signos de la cabeza, hacer tarjetas con dibujos o palabras que describan frases que se usan frecuentemente....
- ✓ Animarle a expresar sus sentimientos referentes a los problemas de comunicación.
- ✓ Permitirse un tiempo suficiente para escuchar.
- ✓ Utilizar la escucha activa (repetir lo que el otro le está diciendo)
- ✓ Utilizar el nombre de la persona con frecuencia.
- ✓ Evitar los gritos.

Autosatisfacción

Objetivo: la persona expresará sentimientos positivos hacia sí misma y sus capacidades valorando éstas de forma real, así como sus limitaciones.

Actividades:
- ✓ La persona y la familia identificarán las causas que provocan sentimientos negativos.
- ✓ Identificarán el alcance de las alteraciones presentadas
- ✓ La persona, con la familia, planificarán momentos de descanso.

- ✓ La familia debe estar concienciada de la fase de deterioro en la que se encuentra la persona.
- ✓ Si hay peligro de autolesión o agresión, hay que crear un ambiente de seguridad, retirando todo aquello que pueda ser peligroso.

Relaciones sociales

Objetivo: mantener el máximo tiempo posible relaciones satisfactorias en lo familiar, social y laboral.

Actividades:
- ✓ Identificar futuros recursos necesarios a nivel personal, familiar y laboral.
- ✓ Anticiparse para resolver problemas legales.
- ✓ Buscar actividades alternativas.
- ✓ Permitir y estimular la expresión apropiada de sus sentimientos.
- ✓ Permitir la máxima participación en la toma de decisiones.
- ✓ Animarle a participar en grupos con características parecidas.
- ✓ Llamar a amigos y familiares semanalmente.
- ✓ Entrenar la memoria, provocar recuerdos.

Relaciones familiares

Objetivo: ayudar a la persona a que exprese sus emociones positivas.

Actividades:
- ✓ Procurar que se mantenga la privacidad con la que contaban en etapas anteriores.
- ✓ Elaborar un programa de actividades que resulten placenteras para la persona como: ver películas en las que se manifiestan emociones positivas, que verbalice frases afectivas como: "me gusta que me acaricies" "te quiero"....

Necesidades espirituales

Objetivo: la persona será capaz de percibir sus necesidades espirituales.

Actividades:
- ✓ La familia debe identificar las necesidades espirituales de la persona.
- ✓ Se le facilitará, en la medida de lo posible, que continúe con sus prácticas religiosas.

SEGUNDA FASE

Prevención de lesiones
Objetivo: evitar sufrir lesiones.

Actividades:
- ✓ Determinar la presencia de riesgos ambientales o personales.
- ✓ Realizar los cambios oportunos en el entorno doméstico.
- ✓ Enseñar ejercicios de fortalecimiento muscular si hay inestabilidad en la marcha.
- ✓ Colocar pulsera identificadora.
- ✓ Establecer un horario regular de salidas.
- ✓ Reducir, con objetos familiares, fotos, calendarios.. la desorientación tempo-espacial.
- ✓ Evitar el uso de útiles dañinos.
- ✓ Colocar la cama en posición más baja.
- ✓ Colocar en la cama barandillas laterales elevadas.

Incontinencia
Objetivo: la persona experimentará una disminución o desaparición de los episodios de incontinencia urinaria y fecal.

Actividades:
- ✓ Se establecerá una rutina diaria de micciones, espontáneas o provocadas, que se anticipen a los episodios de incontinencia.
- ✓ Utilizar compresas absorbentes y dispositivos de evacuación si fuera necesario.
- ✓ Se elaborará un registro del horario de comidas y la emisión de heces por si las comidas incidieran en la emisión de heces.
- ✓ En caso de diarrea, incorporar a la dieta alimentos astringentes, manteniendo la toma de líquidos.
- ✓ Se establecerá una rutina para ir al cuarto de baño.
- ✓ Descartar que sea la medicación la causa de la incontinencia
- ✓ Después de cada episodio realizar lavados con agua tibia y jabón. Aplicar crema hidratante.

Inestabilidad física
Objetivo: preservar al máximo tiempo sus actividades físicas y lúdicas evitando riesgos para su salud a través de la supervisión.

Actividades:
- ✓ Tabla de gimnasia.
- ✓ Paseos (siempre que sea posible)

- ✓ Actividades manuales.
- ✓ Entrenamiento en memoria y técnicas de orientación en la realidad.
- ✓ Refuerzos positivos.

Capacidad de expresión
Objetivo: conseguir que la persona sea capaz de comunicar sus necesidades.

Actividades:
- ✓ Valorar la capacidad de comprensión a base de preguntas que puedan responder sí/no.
- ✓ Establecer mecanismos de comunicación alternativos (pizarra, dibujos...)
- ✓ Establecer una atmósfera positiva, tranquila y permisiva.
- ✓ Favorecer la escucha de conversaciones.
- ✓ Dar pie a cualquier intento de habla o comunicación.
- ✓ Evitar interrupciones.

Inseguridad y agresividad
Objetivo: conseguir identificar aquellos momentos que puedan desencadenar una manifestación agresiva.

Actividades:
- ✓ Explicar paso a paso las situaciones que son novedosas.
- ✓ No evidenciar sus fallos. Alabar sus logros.
- ✓ Ofrecer ayudas con la suficiente delicadeza.
- ✓ Evitar la sobre estimulación sensorial.
- ✓ No entrar en la discusión si se desencadena la agresividad.
- ✓ Hablar sosegadamente
- ✓ Si está agresivo, no tocarlo, acorralarlo ni acercarse por detrás.
- ✓ Proporcionarle el mejor ambiente posible para las relaciones.
- ✓ Entrenar la memoria, provocar recuerdos.
- ✓ Utilizar claves para el mantenimiento de la memoria (carteles, apuntar todo...)
- ✓ Establecer un sistema alternativo a la comunicación hablada.
- ✓ Fomentar actividades de enriquecimiento personal (trabajos manuales, cantar, ayuda doméstica...)

Conductas sexuales inadecuadas
Objetivo: minimizar estas conductas.

Actividades:

- ✓ Descartar la existencia de una causa fisiológica.
- ✓ No reaccionar de forma catastrófica, aunque suponga una situación incómoda para el cuidador o cuidadora.
- ✓ No reforzar esas conductas, ni prestarles excesiva atención, procurar minimizar.
- ✓ Buscar elementos de distracción que permitan dirigir la atención de la persona a otras actividades.
- ✓ Canalizar la afectividad, prestando atención a las necesidades afectivas de la persona, proporcionar caricias, abrazos....

TERCERA FASE

Inmovilización
Objetivo: el cuidador/a participará en la valoración del riesgo y prevención de úlceras por presión.

Actividades:
- ✓ Reconocer las causas que favorecen la aparición de úlceras.
- ✓ Valorar las zonas susceptibles de aparición de úlceras.
- ✓ Disminuir la presión constante sobre la piel.
- ✓ Mantener una buena higiene.

Evacuación
Objetivo: conseguir que la persona pueda controlar la evacuación de heces o, al menos, que permanezca limpia la mayor parte del tiempo posible.

Actividades:
- ✓ Si las deposiciones son blandas, incorporar en la dieta alimentos astringentes, manteniendo la ingesta de líquidos.
- ✓ Establecer una rutina para ir al cuarto de baño (1-2 horas) para recuperar el ritmo evacuatorio.
- ✓ Descartar que sea la medicación la causa de la incontinencia.
- ✓ Si la persona lleva compresa absorbente, no dejar pasar el tiempo sin cambiarla.

Incontinencia
Objetivo: evitar signos de infección urinaria.

Actividades:
- ✓ Solicitar información a la enfermera sobre los riesgos existentes.

- ✓ Realizar una higiene estricta de la zona urogenital de la persona.
- ✓ Extremar la higiene de las manos del cuidador/a, con lavado previo y posterior con agua y jabón, y uso de guantes estériles.
- ✓ La persona aumentará la ingesta de líquidos hasta 2 litros cada día.
- ✓ Se favorecerá una alimentación rica en proteínas y vitaminas.
- ✓ Usar colectores de orina en caso necesario
- ✓ Consultar al médico si observa en la orina olor especial, color o aparece fiebre.

Cambios posturales

Objetivo: prevenir problemas cutáneos

Actividades:
- ✓ Mantener una higiene adecuada.
- ✓ Cambiar cada 2 o 3 horas de posición al enfermo. Aplicar aceites o lociones hidratantes mediante masajes circulares.
- ✓ Mantener el cuerpo alineado en cada cambio postural, evitando rotaciones, extensiones y/o flexiones forzadas.
- ✓ Mantener los pies y las manos en posición fisiológica.
- ✓ Realizar diariamente ejercicios pasivos para alcanzar el arco normal del movimiento, siempre que la situación del enfermo lo permita.

Manifestaciones de dolor

Objetivo: conocer las manifestaciones verbales y no verbales del dolor para tratar de aliviarlo.

Actividades:
- ✓ Valorar la experiencia dolorosa de la persona.
- ✓ Valorar el llanto, expresión facial, posturas y movimientos; fijarse en los momentos en los que aparecen, actividades a las que se asocian, importancia del llanto.
- ✓ Valorar cambios en el sueño, apetito o en el carácter.
- ✓ Utilizar los analgésicos que el médico prescriba en dosis, forma y tiempos adecuados
- ✓ Valorar la respuesta a los analgésicos
- ✓ Estar atento a los momentos de lucidez.
- ✓ Reducir o eliminar los efectos secundarios más comunes de la medicación, vigilar las interacciones de los medicamentos.

✓ Cuidar las posturas del paciente, la higiene, los periodos de descanso, la idoneidad de la ropa, etc, conductas generadoras de bienestar.

Sentimientos de soledad
Objetivo: que la persona no se sienta sola, desamparada, que sienta el calor, el cariño y los cuidados de las personas cercanas.

Actividades:
✓ Proporcionar contacto físico, con muestras de cariño y amor pos parte de las personas que han mantenido contactos con el enfermo a lo largo de la vida.
✓ Conseguir visitas de familiares, amigos, vecinos; que sienta que aún es alguien.
✓ Identificarse siempre al tomar contacto con la persona, recordándole el grado de relación mantenida.
✓ Mantener una higiene adecuada.
✓ Mantener la alimentación atendiendo a sus gustos y de la manera que le resulte más fácil.

Aspectos legales: incapacitación
A medida que los enfermos van dejando de ser competentes es fundamental **planificarles el futuro**: plantearse la conveniencia de iniciar un proceso de incapacitación legal y asesorarse sobre la solicitud de minusvalías y las ayudas económicas y fiscales que comportan.

Incapacitación
Aunque todos tenemos capacidad jurídica (derechos y deberes), no todos tenemos capacidad de obrar. Si deseamos que el enfermo pueda comprar o vender, y evitar que le puedan engañar en los tratos, la única solución es iniciar el procedimiento de incapacitación y nombrar un tutor que realice estas operaciones en nombre del enfermo.

¿Cómo se inicia el procedimiento?
La declaración de incapacidad requiere en todo caso de un procedimiento judicial, que concluirá con una sentencia.

Corresponde a los familiares del enfermo (cónyuge, ascendientes, descendientes o hermanos) promover la declaración de incapacidad, con la intervención de un abogado y un procurador, si bien cualquier persona (también un familiar) está facultada para poner en conocimiento del Ministerio Fiscal los hechos determinantes de la incapacitación. En ese caso, el procedimiento se iniciará, si procede, directamente desde la Fiscalía.

Tutela

Es una institución que articula la ley para suplir la capacidad de obrar. El tutor se encarga de cuidar a la persona (aunque no significa que el tutelado tenga que habitar en el mismo lugar que el tutor) y sus bienes. El cargo puede ser retribuido. El tutor puede realizar actos de administración y disposición del patrimonio en tanto que no se encuentren sometidos a autorización judicial previa. Para todos los actos de importancia (vender, hipotecar, etc.) se necesitará una autorización judicial.

¿Quién puede ser tutor?

Personas físicas (normalmente un familiar del enfermo) o jurídicas (sin ánimo de lucro), de entre los preferidos por la ley en razón del parentesco. La tutela será ejercida por un solo tutor salvo circunstancias muy especiales.

El tutor tiene como obligaciones realizar el inventario de los bienes del tutelado, informar por escrito al juez de la situación de la persona objeto de la incapacitación y rendirle cuenta anual de su administración, y, una vez terminada su labor, rendir cuenta general ante la autoridad judicial en un plazo máximo de tres meses.

¿Qué sucede con la herencia de un enfermo de alzheimer?

Si no ha hecho testamento antes del diagnóstico, no se recomienda hacerlo posteriormente. Al no existir testamento, a su muerte, tendrá lugar la sucesión legítima prevista por la ley. En el caso de que un enfermo de Alzheimer resulte beneficiario de una herencia, el representante legal podrá aceptarla en su nombre, previa autorización de la autoridad judicial.

Testamento vital

Cualquier persona que se encuentre todavía en posesión de sus capacidades mentales puede designar, en un documento llamado testamento vital, a un representante que le sirva de interlocutor ante los médicos y que haga valer su voluntad sobre el hecho de que le alarguen la vida artificialmente, cuando llegue el momento, o le apliquen únicamente tratamientos paliativos del dolor. *Este documento deberá incluirse en la historia clínica de la persona.*

La denominación "testamento vital" resulta algo confusa y debe diferenciarse de otras figuras como la auto tutela.

Auto tutela

Es la declaración que una persona puede hacer, en documento público notarial y mientras es plenamente capaz, recomendando al juez que, en caso de que fuera necesario realizar la incapacitación y constituir la tutela, nombre a una determinada persona como tutor. No tiene carácter vinculante para el juez y puede nombrarse a varias personas subsidiariamente.